DE

LA CURE DU DIABÈTE

A LA BOURBOULE

PAR

Le Dr L. DANJOY
PRÉSIDENT DE LA SOCIÉTÉ D'HYDROLOGIE
MÉDECIN A LA BOURBOULE

PARIS
OCTAVE DOIN, ÉDITEUR
8, PLACE DE L'ODÉON, 8

1889

DE

LA CURE DU DIABÈTE

A LA BOURBOULE

DU MÊME AUTEUR

De la phthisie dans ses rapports avec les maladies chroniques. *Paris*, 1862.

De l'albuminurie dans l'encéphalopathie saturnine. *Arch. gén. de médecine*, 1864.

Étude médicale sur les eaux d'Ems. *Annales de la Soc. d'hydrologie*, 1870.

De la galvano-caustique et de son emploi dans les maladies du larynx, du nez et des oreilles. *Arch. gén. de médecine*, 1871.

Note sur quelques cas de diabète traités à la Bourboule. *Annales de la Soc. d'hydrologie*, 1877.

La station d'Hammam-Rirha (Algérie). *Annales de la Soc. d'hydrologie*, 1879.

L'hydrothérapie au point de vue physiologique, d'après Winternitz. *Revue des Sc. médicales*, 1880-1881.

De la matière organique et organisée des eaux de la Bourboule. *Annales de la Soc. d'hydrologie*, 1885.

3341-89. — Corbeil. Imprimerie Crété.

DE

LA CURE DU DIABÈTE

A LA BOURBOULE

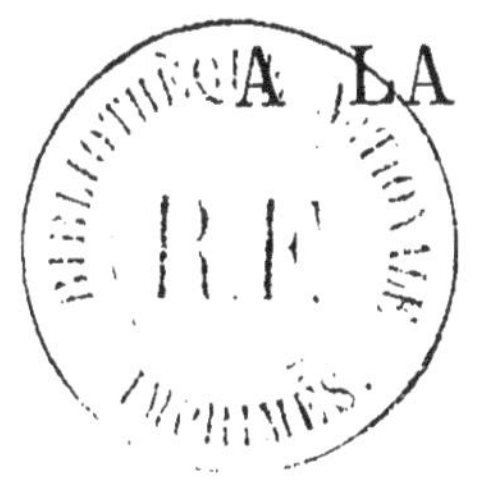

PAR

Le Dr L. DANJOY
PRÉSIDENT DE LA SOCIÉTÉ D'HYDROLOGIE
MÉDECIN A LA BOURBOULE

PARIS
OCTAVE DOIN, ÉDITEUR
8, PLACE DE L'ODÉON, 8

1889

DE LA

CURE DU DIABÈTE

A LA BOURBOULE

Dans un travail publié en 1877, j'ai appelé l'attention, pour la première fois par des observations suivies d'analyse, sur les effets du traitement de la Bourboule dans la glycosurie et le diabète sucré. Bien que les données de mon travail aient été vérifiées et approuvées par plusieurs de mes collègues à la Bourboule, et à l'aide de l'eau transportée par quelques médecins étrangers à la station, les conclusions que j'avais formulées n'ont pas paru évidentes à un certain nombre de nos confrères. En effet, les agents modificateurs qui constituent une cure thermale sont des plus complexes, et l'on ne peut réellement établir l'action curative d'une eau minérale qu'en présentant un nombre considérable de faits, observés dans les conditions les plus différentes. J'ai donc cru utile de revenir sur ce sujet, espérant prouver cette fois par un nombre de cas suffisant le bon effet de la Bourboule dans le diabète et la glycosurie; désirant aussi répondre à quelques objections.

Les observations recueillies dans mon premier travail s'élevaient à près d'une vingtaine : je présente aujourd'hui cent soixante-dix faits nouveaux, ce qui, avec les premiers, porte le nombre des cas de glycosurie et de diabète observés par moi à 188, sur lesquels je constate seulement 9 insuccès, c'est-à-dire 9 cas dans lesquels la cure hydro-minérale n'a produit aucune diminution de la glycose. A la fin du travail, je donne le résumé des observations condensé en tableaux faciles à lire et j'indique comment les différents cas se répartissent suivant qu'il s'agit de diabète ou de glycosurie, quelles modalités cliniques le traitement a fait subir aux divers symptômes et quelles sont les conclusions à en déduire au point de vue du choix des malades à diriger sur notre station.

Parmi les objections qui m'ont été adressées, il en est deux auxquelles je dois répondre de suite, pour n'avoir pas à y revenir dans le cours de mon étude. On s'est demandé quelle part pouvait être attribuée au traitement thermal proprement dit dans la cure du diabète, et quelle part devait être accordée aux circonstances accessoires de ce traitement, telles que le repos, la distraction, le voyage, l'exercice, le séjour dans la montagne, etc., etc. : conditions qui dans le cas particulier du diabète peuvent avoir une influence prépondérante sur l'évolution de la maladie.

J'avais répondu d'avance à cet argument en rapportant à la fin de ma brochure la relation de deux faits observés à l'hôpital Lariboisière dans les meilleures conditions d'observation rigoureuse. L'un de ces deux faits a démontré d'une façon incontestable que l'action de l'eau de la Bourboule sur le diabète était bien nette et due à l'eau minérale seule, puisque le malade n'avait pris d'autre médicament que l'eau de la Bourboule transportée et n'était soumis à aucune des circonstances accessoires du traitement thermal, circonstances auxquelles nous sommes loin, en hydrologie, de dénier toute influence salutaire, mais qu'il faut mettre nécessairement de côté, lorsque l'on veut établir la valeur d'une cure.

Si je reviens sur ce point en y insistant d'une façon peut-être trop marquée, c'est que ce fait et quelques autres analogues, c'est-à-dire l'amélioration de la glycosurie par l'eau de la Bourboule transportée, me permettent de répondre à l'objection suivante. On s'est demandé si l'efficacité de l'eau de la Bourboule dans le diabète n'était pas due à l'ingestion d'eau chaude. D'après Ch. Bouchard (1), on a remarqué que, parmi les eaux minérales, celles qui sont les plus efficaces sont les plus chaudes (Sprudel de Carlsbad, Grande-Grille de Vichy); on a pensé que c'est à leur thermalité qu'est due leur action, et on a invoqué à l'appui de cette manière de voir une expérience de Glax d'après laquelle l'ingestion de 1000 à 1,400 grammes d'eau

(1) Maladies par ralentissement de nutrition. Paris, 1886, p. 229.

distillée à une température de 39 à 45° diminuerait le sucre chez un diabétique. Nous ferons observer que l'eau froide des Célestins a été de tout temps employée contre le diabète avec autant de succès que la Grande-Grille, que les eaux froides de Vals donnent des résultats comparables à ceux de Vichy, et qu'enfin, pour la Bourboule, l'eau minérale transportée prise froide donne également des résultats remarquables.

Avant de présenter le nombreux recueil de faits, qui constitue la partie essentielle de ce mémoire, je crois utile de rappeler les principales données sur lesquelles j'avais établi dans mon premier travail l'utilité de l'eau de la Bourboule dans le diabète.

FORMES ET VARIÉTÉS DU DIABÈTE.

Je ne m'étendrai pas longuement sur ces divisions qui sont actuellement classiques et n'ont d'ailleurs qu'une utilité secondaire pour notre sujet. Je rappellerai seulement les grandes divisions établies par Seegen, qui admettait deux espèces de diabète : le grand diabète, dans lequel le malade continue à sécréter du sucre malgré l'abstention d'aliments hydrocarbonés, et le petit diabète, dans lequel la diète des féculents a pour résultat de suspendre ou de diminuer la production du sucre. A ces deux variétés correspond un ensemble de symptômes variant plus par leur intensité et leur constance que par leur nature même. Frerichs a maintenu cette division en faisant une classe à part de la glycosurie qu'il prend bien soin de séparer de la forme légère du diabète.

On a voulu rattacher le diabète à certains états diathésiques ; les recherches entreprises à cet égard n'ont pas donné de résultats bien concluants, sauf pour le diabète goutteux, qui est admis par tous les auteurs. Il paraît établi que le diabète a les connexions les plus intimes avec la goutte, soit que le diabétique ait en lui-même des manifestations goutteuses antérieures ou postérieures à sa glycosurie, soit que celles-ci n'aient été rencontrées que chez ses ascendants ou dans la même famille. On lui rattache quelquefois le diabète intermittent, qu'il serait peut-être plus exact d'appeler glycosurie intermittente. D'après Lecorché, le diabète goutteux est très sensible à la médication alcaline ; il se distingue du diabète ordinaire par l'atténuation générale de tous les symptômes ; la quantité de sucre est habituellement médiocre, la polydipsie et la polyurie sont peu abondantes et l'urine peut présenter un dépôt d'acide urique.

Les variétés indiquées sous le nom de diabète gras et diabète maigre ne semblent pas constituer des espèces différentes, mais plutôt deux périodes ou deux étapes de la maladie, d'autant que ces deux formes peuvent souvent alterner, et qu'il n'est pas rare, suivant Lecorché, de voir un diabétique gras perdre son embonpoint et le recouvrer à plusieurs reprises dans le cours de la maladie.

Il faut remarquer, en outre, que quelle que soit la netteté des distinctions établies entre les deux formes du diabète, ces distinctions n'ont rien d'absolu ; souvent ces deux formes succèdent l'une à l'autre, un diabète léger peut devenir grave à une période avancée de la maladie. Pour ma part j'ai trouvé, parmi les malades que j'ai suivis pendant plusieurs années, un certain nombre d'entre eux, notés comme glycosuriques à leur premier ou à leur second traitement, que j'ai dû plus tard considérer comme diabétiques. Enfin Frerichs a observé que le petit diabète peut lui-même se terminer d'une manière fatale; il a vu des malades soumis à la diète hydrocarbonée mourir de consomption et de tuberculose, bien que le sucre ait disparu de leurs urines.

Les divisions du diabète que j'ai mentionnées ont leur utilité pratique au point de vue du pronostic comme à celui de la thérapeutique; mais il est une variété d'autant plus importante pour nous qu'elle paraît plus spécialement justiciable de la cure de la Bourboule.

Je veux parler du diabète azoturique; cette forme, sur laquelle l'attention a été appelée depuis plusieurs années déjà, n'est pas envisagée de la même façon par tous les observateurs.

Pour Lecorché, l'azoturie existerait à un degré plus ou moins marqué chez tous les diabétiques;

cette complication, qu'il considère comme essentielle au diabète, se présenterait dans tous les cas, soit au début de la maladie, soit dans la période d'état ; elle aiderait même à distinguer le véritable diabète de la glycosurie simple. Cette manière de voir n'est pas partagée par Frerichs qui, ne regardant pas l'azoturie comme constante, n'admet pas de rapport entre celle-ci et la quantité de sucre sécrété. Bouchard, d'après ses relevés personnels, n'a pas trouvé non plus que l'azoturie fût la règle chez les diabétiques, d'autant plus que dans bien des cas l'excès d'urée peut dépendre de la diète carnée et de la polyphagie du malade; à ce point de vue, il a fait remarquer que les cas de diabète peuvent se diviser en : 1° diabètes sans azoturie et sans consomption; 2° diabètes avec azoturie et consomption; 3° diabètes avec azoturie sans consomption, grâce à la polyphagie concomitante. Bouchard a démontré également que le diabète maigre n'est pas toujours dû à l'azoturie, puisqu'il peut exister des diabètes gras avec azoturie.

Cette division des diabétiques en azoturiques et non azoturiques est donc admise par la plupart des auteurs; les uns, comme Frerichs, Bouchard, Demange, etc., faisant de l'azoturie une complication accidentelle de la maladie, d'autres, comme Lecorché, en faisant un symptôme essentiel qui se présente toujours à une période quelconque. D'après lui, il faut rechercher la nature de l'azoturie, s'il y a azoturie par hypernutrition, le diabète est de date récente. Cette variété est alors l'indice d'une puissance exagérée de transformer les matières albuminoïdes, et on doit penser que la vitalité du malade est développée ; il faut alors prescrire des eaux fortement alcalines comme Vichy, Vals et Carlsbad.

Si l'élimination de l'urée ne dépasse que faiblement la normale, et qu'il y ait amaigrissement, on a affaire à cette variété d'azoturie que l'auteur a désignée sous le nom d'azoturie par dénutrition, et les eaux alcalines ne doivent être conseillées qu'avec la plus grande réserve.

A plus forte raison si le chiffre de l'urée est à peine normal, ou au-dessous de la normale, c'est une preuve de l'affaiblissement de l'individu ; le malade ne supporterait pas dans ce cas les eaux alcalines qui ralentissent la nutrition ; il faut relever les forces de l'économie, et prescrire les eaux reconstituantes telles que les eaux ferrugineuses ou chlorurées sodiques fortes.

C'est en s'appuyant sur ces données que cet observateur a formulé les indications des eaux minérales dans le diabète. Nous voyons qu'il réserve les eaux alcalines fortes, telles que Vichy ou Vals, aux cas où l'azoturie est prononcée. Tandis que si l'azoturie est peu marquée, il préfère des eaux alcalines faibles telles que la Bourboule, etc.

Pourtant Lecorché reconnaît ailleurs que l'eau de la Bourboule agit d'une façon puissante pour enrayer le mouvement nutritif et diminuer les pertes d'urée ; dans ce cas, pourquoi ne pas l'employer également lorsqu'il y a azoturie prononcée ?

Sans contester les idées théoriques si habilement présentées par notre confrère, nous répondrons seulement au nom de la clinique. On verra, en examinant les effets de l'eau de la Bourboule, que les cas dans lesquels l'urée était en excès m'ont donné une plus forte proportion d'améliorations notables, que ceux où l'urée était normale ou au-dessous de la moyenne ; ces améliorations existent aussi bien pour la diminution du sucre que pour celle de l'urée.

Après avoir jeté un coup d'œil sur les principales formes du diabète, nous étudierons le rôle que peuvent jouer dans la médication de la Bourboule les facteurs principaux qui constituent cette eau minérale. On sait que l'eau de la Bourboule a été définie comme bicarbonatée chlorurée sodique et arsenicale.

Examinons rapidement l'action de ses divers composants, pour analyser ensuite les effets de la Bourboule, qui sera elle-même étudiée au point de vue théorique et au point de vue clinique.

ACTION DES ALCALINS.

Dans son étude sur les médications employées dans le diabète, Lecorché classe les alcalins parmi les antidiabétiques complets, c'est-à-dire les médicaments jouissant des propriétés suivantes :

1° de faire baisser le chiffre du sucre; 2° d'agir de même sur le chiffre de l'urée ; 3° de diminuer la polyurie, 4° de provoquer le retrait du foie ; 5° d'arrêter l'amaigrissement ; 6° de faciliter le retour de l'embonpoint.

Ces différents effets se retrouvent au plus haut degré à la suite de l'usage des alcalins.

Ils ont été d'ailleurs employés de tout temps dans le diabète, autrefois sous forme d'eau de chaux, plus tard sous forme de bicarbonate de soude ou de potasse, et surtout sous forme d'eau alcaline, Vals ou Vichy, qui représentent la médication alcaline dans toute sa pureté.

Après quelques jours de traitement à Vichy, la quantité de sucre contenue dans les urines diminue, et cette diminution persiste pendant toute la durée de la cure. La polyurie baisse en général dans les mêmes proportions que la glycosurie ; l'urine reprend sa couleur et son aspect normal. La soif, la sécheresse de la bouche cessent ; les envies d'uriner étant moins fréquentes, le sommeil revient. Ajoutons que la diminution des pertes en glycose suspend l'amaigrissement, et que, sous l'influence de l'impulsion donnée aux fonctions digestives, il peut y avoir un retour vers l'embonpoint.

Il reste à examiner quel est l'effet des alcalins sur la sécrétion de l'urée; cette question a été très discutée. Pourtant, d'après les expériences de Rabuteau et Ritter, il paraît démontré que si les alcalins à petite dose se transforment dans l'estomac en chlorure de sodium et peuvent agir alors en augmentant la sécrétion du suc gastrique et en activant les échanges nutritifs; lorsqu'ils sont donnés à haute dose, ils modèrent le mouvement désassimilateur, diminuent les combustions organiques et abaissent le chiffre de l'urée. Dans ces conditions ils peuvent modifier l'azoturie. Lecorché est arrivé aux mêmes conclusions, par ses recherches personnelles; seulement, suivant lui ce résultat ne se produit pas toujours immédiatement, il peut même ne se manifester qu'au bout d'un certain temps lorsque l'on vient à cesser l'usage du médicament; parfois ce n'est qu'au retour des eaux que l'on voit diminuer le chiffre de l'urée et de l'acide urique.

Voyons maintenant comment se comportent les alcalins chez les diabétiques azoturiques. Ici il semble exister un certain désaccord entre les observateurs. D'après Durand-Fardel (1), l'azoturie ne serait pas une contre-indication au traitement de Vichy, et ce symptôme serait enrayé comme la glycosurie. Il résulte des recherches de Desbrets, pharmacien à Vichy, que « sur 298 diabétiques en traitement à Vichy, l'urée dépassait 25 grammes pour un litre d'urine avant tout traitement thermal chez 38 individus. Chez 34 le chiffre de l'urée était notablement abaissé à la fin du traitement. Dans 4 cas seulement, où l'urée dépassait 25 grammes de quelques dixièmes, le chiffre en fut légèrement élevé. D'un

(1) *Traité des eaux minérales*, 3e éd., 1883, p. 352.

autre côté, chez 90 diabétiques, le chiffre de l'urée était inférieur à 15 grammes au début du traitement, chez 70 il s'était relevé dans une proportion quelconque, quelquefois assez faible il est vrai, à la suite du traitement thermal. Il a continué à s'abaisser chez 16; dans 5 cas, il est demeuré précisément le même. » Durand-Fardel conclut de ces données que les eaux de Vichy agissent comme un régulateur de l'assimilation, puisqu'elles témoignent ici d'une tendance à rapprocher l'urée de sa proportion normale, c'est-à-dire à l'abaisser lorsqu'elle est en excès et à la relever lorsqu'elle se trouve insuffisante.

D'autre part Coignard(1), qui a également observé à Vichy, constate que « chez tous les diabétiques il y a eu diminution constante du sucre, et augmentation légère, mais réelle de l'urée, augmentation d'autant plus importante qu'elle n'était pas primitivement diminuée chez ces malades. Un diabétique a présenté une diminution de l'urée, mais il en éliminait beaucoup (39 grammes); le chiffre s'est abaissé à 25. Donc, chez lui, les alcalins sans doute aidés du régime ont présenté l'action d'épargne remarquée, mais mal interprétée... En définitive, le résultat constant de l'usage de ces eaux est d'augmenter plus ou moins l'urée et de diminuer l'acide urique, ou plus exactement de faire dominer la proportion d'urée sur l'acide urique. »

(1) *Journal de thérapeutique*, 1878, p. 204.

La question paraît donc indécise ; observons toutefois que Coignard n'accuse qu'une augmentation faible de l'urée, et que dans un cas où ce principe était en excès, il a trouvé une diminution. Nous pouvons donc penser que ce désaccord n'existe qu'en apparence et que le problème pourra être résolu par des recherches plus complètes ; les chiffres donnés par Desbrets n'indiquent que la proportion d'urée par litre d'urine, et pour être tout à fait concluants, devraient donner la quantité absolue sécrétée dans les vingt-quatre heures.

Les contre-indications de Vichy et des eaux alcalines n'ont pas été jusqu'à ce jour établies d'une manière bien précise, Ch. Petit ne les recommandait qu'aux diabétiques obèses, ou atteints de goutte et de gravelle. Bouchardat reconnaissait également que Vichy est indiqué chez les diabétiques valides, obèses, à repas copieux, ne faisant pas d'exercice et produisant un excès d'acide urique ; mais il reprochait au traitement de Vichy de ne pas modifier la maladie d'une manière durable, puisque le sucre reparaissait peu de jours après la cessation de la cure ; enfin il pouvait arriver que l'urine ait été améliorée au point de vue du sucre sans que les symptômes généraux aient été changés. Pour Durand-Fardel (1), bien que les cas où le traitement de Vichy demeure absolument stérile et ceux surtout où il se trouve nuisible soient exceptionnels,

(1) *Traité du diabète*. Paris, 1869, page 167 et suiv.

il faut reconnaître que parfois la glycosurie résiste opiniâtrément au traitement thermal sans qu'il soit possible d'en discerner la raison, et que les eaux de Vichy sont contre-indiquées chez les diabétiques parvenus à un certain degré d'épuisement nerveux, signe de la cachexie diabétique proprement dite. D'autre part ceux chez lesquels dominent les phénomènes nerveux supportent assez difficilement les eaux; la tuberculisation pulmonaire paraît être également une contre-indication formelle au traitement thermal de Vichy.

Enfin, il ne faut pas oublier, comme le fait remarquer Frerichs, que chez beaucoup de malades toutes les eaux alcalines réussissent dans les premiers temps et deviennent de moins en moins actives, pour perdre ensuite toute leur efficacité. J'ai constaté ce fait un certain nombre de fois; sur une quarantaine de diabétiques qui, avant d'entreprendre le traitement de la Bourboule, avaient suivi une ou plusieurs cures à Vichy, cette médication a réussi complètement une quinzaine de fois; dans les vingt-cinq autres cas, ces eaux ont été mal supportées ou ont fatigué les malades. C'est pendant la première saison que se manifeste, chez quelques-uns, l'intolérance de l'organisme ; pour la plupart d'entre eux elle correspond à la période où le malade maigrit et s'affaiblit, ne trouvant plus dans son organisme des éléments suffisants de résistance à l'excès de désassimilation.

ACTION DU CHLORURE DE SODIUM.

Le chlorure de sodium peut être regardé plutôt comme un adjuvant utile dans le traitement du diabète, que comme un antidiabétique vrai. Préconisé par Martin Solon et Contour, il a été recommandé également par Bouchardat, qui, après avoir remarqué que les viandes fortement salées atténuaient la soif des malades, avait vu plusieurs fois la glycose diminuer dans l'urine des diabétiques après l'ingestion de bouillons salés. D'autre part, Rabuteau contestant l'action des alcalins dans le diabète, action très exagérée suivant lui, et ayant démontré que les alcalins à petites doses se transforment dans l'estomac en chlorure de sodium, s'est demandé si ce n'est pas à cette transformation qu'est due leur efficacité dans la glycosurie.

Certaines eaux minérales chlorurées sodiques ont été employées avec succès dans cette maladie ; j'en ai cité plusieurs exemples dans mon dernier mémoire ; récemment encore M. Hébert, pharmacien à Bourbonne-les-Bains, dans un travail lu à la Société d'hydrologie, a vanté l'efficacité des eaux de Bourbonne dans la glycosurie.

Lecorché recommande également les eaux chlorurées de Hombourg, Kissingen, etc., mais seulement dans la dernière période du diabète comme stimulant les forces vives et augmentant l'activité des échanges organiques.

Des eaux chlorurées sodiques, je rapprocherai les bains de mer, qui le plus souvent n'ont qu'une action reconstituante sur la santé générale, mais dans certains cas ont amené une modification dans la glycosurie par l'usage combiné des bains et de l'eau de mer prise en boisson.

ACTION DE L'ARSENIC.

L'arsenic est considéré également par Lecorché comme un antidiabétique complet. Employé autrefois par Trousseau et par Devergie, il avait été un peu délaissé ; son usage n'a repris une certaine faveur que depuis les recherches de Saikowski. Cet observateur a reconnu que chez un animal soumis à l'intoxication arsenicale, le glycogène disparaît du foie ; et pendant que le sujet est sous l'influence de l'arsenic, si l'on pratique la piqûre du quatrième ventricule, la glycosurie artificielle ne se produit pas. Frerichs a fait remarquer que les espérances fondées sur ces observations n'ont pas été réalisées par les résultats obtenus au lit du malade. Bouchardat ne paraissait pas non plus approuver la médication arsenicale dans la glycosurie. Cependant les recherches entreprises récemment par Quinquaud et Longeviolle ont affirmé de nouveau la valeur de l'arsenic comme agent modificateur du diabète.

Le travail de Quinquaud (1) est basé à la fois sur

(1) *Bulletin de thérapeutique*, 1882, t. CIII, p. 241.

des études physiologiques et sur la clinique. En premier lieu, il détermine l'intoxication arsenicale chez les animaux et recherche si le diabète artificiel par piqûre du plancher du quatrième ventricule présente des modifications spéciales. D'autre part, il soumet des malades diabétiques à un régime mixte bien déterminé et uniforme, et dose pendant huit jours la quantité de sucre sécrété en vingt-quatre heures ; puis, sans changer de régime, il leur administre l'arsenic sous forme de liqueur de Fowler, à la dose de 12, 15 à 20 gouttes par jour.

De ces recherches multipliées sous toutes les formes, résulte un fait constant : l'arsenic a toujours diminué la glycosurie, la glycémie et la glycogénie. Pour les faits cliniques, il paraît également démontré que l'arsenic administré aux diabétiques aux doses indiquées produit ordinairement une diminution du sucre sécrété dans les vingt-quatre heures. Par exemple en trois ou six jours, chez une malade, le sucre est descendu de 300 à 134 grammes. On a remarqué également la diminution assez fréquente de la quantité des urines et de l'urée.

Longeviolle (1) est arrivé à des résultats analogues par des recherches physiologiques et cliniques : suivant lui, l'arsenic oppose à la formation du sucre, sinon une digue insurmontable, du moins un frein modérateur d'une puissance énorme, puisque, après la piqûre du quatrième ventricule, un

(1) *Thèses de Paris*, 1882, nº 134.

chien sain excrète pour 100 centimètres cubes d'urine 9,0908 de sucre, tandis qu'un chien peu intoxiqué ne donne que 2,95 le premier jour et 1,90 le second, et que deux autres chiens ayant absorbé de plus fortes doses d'arsenic en ont produit l'un 0,285 le premier jour et 0,05454 le second jour, et l'autre 0,134. Des expériences cliniques ont confirmé ces résultats. Un malade sécrétant 191 grammes de sucre en vingt-quatre heures n'en sécrétait plus que 65,20 après avoir pris pendant sept jours la liqueur de Fowler, à la dose de 30 gouttes par jour. Un autre est descendu, par l'effet du même médicament, de 300 à 123 grammes sans régime particulier, l'urée était descendue de 48 à 10 grammes et la totalité de l'urine avait diminué de près de moitié.

Parmi les auteurs qui ont recommandé l'emploi de l'arsenic, nous devons surtout citer Ch. Bouchard et Lecorché. Ce médicament, comme on l'a vu d'après les recherches que nous venons de citer, a l'avantage, en diminuant la glycosurie, d'abaisser le chiffre de l'urée, et celui de l'acide carbonique exhalé par les poumons. Il enraie donc également la dénutrition des albuminoïdes et celle des hydrocarbures, et constitue un médicament d'épargne : à cet égard il trouve son indication spéciale dans le diabète azoturique.

Rappelons enfin les observations récentes de Martineau, qui par l'administration de l'eau lithinée arsenicale a obtenu des résultats assez remarquables, tout au moins d'après les faits publiés jusqu'à présent; à côté de l'action de la lithine, ce mélange doit certainement une grande partie de son efficacité à l'arsenic qu'il contient.

ACTION DE L'EAU DE LA BOURBOULE.

Nous venons d'examiner les effets des principales substances contenues dans l'eau de la Bourboule, notamment le bicarbonate de soude, le chlorure de sodium et l'arsenic. Ces substances sont, à des degrés divers, douées d'une efficacité incontestable contre le symptôme glycosurie ; il était à prévoir que leur réunion pourrait posséder la même propriété. Ces données théoriques qui m'avaient amené, il y a quinze ans, à conseiller l'eau de la Bourboule à quelques diabétiques ont été confirmées par les résultats cliniques. Depuis cette époque la question semble s'être élargie ; comme je l'ai fait remarquer ailleurs (1), le traitement du diabète s'est vulgarisé dans presque toutes les eaux d'Auvergne, d'autre part la découverte et surtout le dosage de la lithine dans ces eaux a conduit Martineau à supposer que c'était à ce principe commun qu'elles devaient leur efficacité, et de fait, l'action de l'eau lithinée arsenicale a semblé donner à cette idée la sanction de la clinique.

Les eaux d'Auvergne contiennent également

(1) *Annales de la Société d'hydrologie*, XXXI, 1886, p. 479.

toutes de l'acide carbonique, qui d'après Ebstein doit être recommandé aux diabétiques ; cet auteur suppose que l'effet salutaire de Carlsbad et des eaux alcalines dans le diabète est dû à l'acide carbonique.

J'avais avancé précédemment que l'eau de la Bourboule ne devait pas être considérée comme diurétique et qu'elle n'augmentait pas la sécrétion de l'urée. Ces deux assertions fondées sur les données expérimentales ont été confirmées par les recherches de Lecorché (1), qui a reconnu également l'influence de l'eau de la Bourboule sur la diminution de l'acide urique. « Chez un malade atteint de cancer du gros intestin, la quantité d'acide urique était de 0, 14 par vingt-quatre heures ; l'eau de la Bourboule donnée à la dose de deux verres par jour pendant quatre jours a fait tomber ce chiffre à 0,11, 0,09 et 0,04 ; cinq jours après la suppression du médicament la proportion d'acide urique remonta à 0,15. »

Le tableau suivant que nous reproduisons textuellement indique la diminution de l'urée ; on remarquera que la quantité des urines a également diminué.

	Urines de 24 h.	Densité.	Urée.	Acide urique.	Observations.
3 septembre....	2000	1007	17,934	0,140	Deux verres d'eau de la Bourboule.
4 —	2000	1007	15,372	0,110	—
5 —	1600	1010	14,347	0,096	—
7 —	1600	1010	13,444	0,040	

(1) Lecorché, *Traité de la goutte*. Paris, 1884, p. 57.

10 septembre....	2000	1008	25,620	0,280	On supprime l'eau de la Bourboule.
15 —	3000	1005	23,058	0,150	—

Ces recherches doivent être suivies avec grand soin, il faut autant que possible se mettre à l'abri des causes perturbatrices qui sont si nombreuses dans de pareilles études. Ainsi cette expérience faite chez un malade arrivant à la Bourboule pourrait donner un résultat tout opposé ; on pourrait trouver dans ce cas une augmentation de l'urée, sous l'influence de l'impulsion donnée aux fonctions de désassimilation par le voyage, l'exercice, le séjour au grand air, l'augmentation de l'appétit qui en résulte, etc. Mais, chez des sujets soumis à un régime fixe, avec des aliments pesés, la boisson mesurée, un exercice modéré constamment le même, l'augmentation de l'urée ne se produit pas ; pas plus qu'elle n'a lieu à Paris avec l'eau transportée, si l'on a soin de se placer dans les conditions expérimentales que nous venons d'indiquer. D'ailleurs, on pourra voir dans les tableaux et le résumé des observations que chez les diabétiques en traitement à la Bourboule l'urée a diminué dans plus de la moitié des cas.

Voyons maintenant quels sont les résultats cliniques du traitement thermal à la Bourboule. Nous examinerons successivement les modifications apportées à la sécrétion urinaire, aux signes principaux du diabète, et enfin aux symptômes accessoires.

1° *Sécrétion urinaire*. La diminution de la polyurie est assez fréquente, moins fréquente pourtant que je ne l'avais supposé d'après mes premières observations, elle a lieu à peine dans la moitié des cas; ainsi sur 127 cas où j'ai pu obtenir la totalité des urines de vingt-quatre heures, elles n'ont présenté de diminution que 60 fois. Par contre, la densité des urines s'abaisse d'une façon bien plus constante, sur 127 cas elle a diminué notablement 82 fois et légèrement 27 fois, soit en tout 109 fois sur 127, elle était augmentée dans les 18 autres cas. Cet abaissement de densité est plus important que la diminution de quantité, en ce qu'il indique une décroissance de la perte en matériaux solubles.

Ceux-ci se réduisent en effet avec une assez grande régularité. Pour la glycose, sur 188 cas de diabètes et de glycosuries, le sucre a diminué notablement 117 fois, légèrement 58, il est resté stationnaire 4 fois, et enfin il y a eu 9 cas d'augmentation. J'appelle diminution notable, et je l'ai noté ainsi dans mes relevés, toute réduction de 50 p. 100 de la quantité de sucre, de sorte que dans ce que j'ai appelé diminution légère, il y a des faits où celle-ci était encore très importante. Si l'on sépare les deux catégories de maladies, diabètes et glycosuries, on trouve une proportion qui diffère un peu de la précédente, en ce que les diminutions marquées sembleraient un peu plus fréquentes chez les glycosuriques que chez les diabétiques ; quant à la proportion des insuccès, elle serait à peu près la même dans les deux séries. Voici du reste un tableau résumant ces divers résultats.

	Diabètes.	Glycosuries.	Diabètes et glycosuries.
Amélioration de plus de 50 0/0.........	70	47	117
Amélioration légère..	44	14	58
État stationnaire....	3	1	4
Augmentation.......	6	3	9
Totaux.....	123	65	188

L'ensemble porte sur 188 cas, j'ai pourtant 189 observations, mais l'une d'elles, l'observation 93, a trait à un cas de polyurie simple qui n'est pas compté dans le nombre des glycosuriques.

L'urée totale a été dosée 63 fois, je l'ai trouvée diminuée 36 fois, stationnaire 5 fois et augmentée 22 fois. En examinant la quantité de l'urée sécrétée en vingt-quatre heures par les malades, on verra que le chiffre était au-dessus de 30 grammes par jour chez 27 d'entre eux, et chez les 36 autres le chiffre de l'urée était au-dessous de 30 grammes. J'ai considéré les premiers comme des diabétiques azoturiques.

Ces malades m'ont donné un nombre de résultats favorables bien plus considérable que les seconds, aussi bien pour le sucre que pour l'urée, car sur 27 diabétiques azoturiques, le sucre a diminué notablement, c'est-à-dire de plus de 50 p. 100, 25 fois, et légèrement 2 fois; cette variété de diabète ne m'a donné aucun insuccès, tous les malades ayant éprouvé une amélioration. Tandis que parmi mes 36 malades non azoturiques, j'ai eu seulement 22 améliorations notables, 8 améliorations légères et 5 insuccès; le trente-sixième malade était l'individu atteint de polyurie dont j'ai parlé tout à l'heure. Pour l'urée, les résultats ne sont pas moins favorables; dans la première série de faits, c'est-à-dire chez les malades avec excès d'urée, celle-ci a diminué 22 fois, est restée stationnaire 2 fois et a augmenté 3 fois, tandis que dans les 36 cas où elle était au-dessous de la normale, il y a eu 14 diminutions, 3 états stationnaires et 19 augmentations. Dans ces deux genres de maladies, comme M. Durand-Fardel l'a observé à Vichy, le traitement thermal a rapproché l'urée de la normale et a régularisé la nutrition; mais ce que ce résultat a eu de plus important, *c'est la grande proportion d'améliorations et l'absence d'insuccès dans le diabète azoturique;* ceci pourra nous servir de bases, lorsque nous chercherons à établir les indications de l'eau de la Bourboule.

Pour terminer ce qui a trait à l'urine, je dois dire quelques mots de l'albuminurie. Je l'ai constatée en petites quantités chez une dizaine de malades, elle a diminué 6 fois, elle a été stationnaire 3 fois, et a augmenté 1 fois, et dans ce dernier cas l'augmentation coïncidait avec la suppression du régime lacté. Je crois ce nombre de faits trop restreint pour nous permettre d'en tirer une conclusion.

A l'abaissement des matériaux solides contenus

dans l'urine correspondent des changements dans ses principales propriétés physiques. Par suite de la réapparition des matières extractives, sa couleur se fonce, devient ambrée, son odeur se rapproche de la normale; par le refroidissement elle dépose du sable rouge et des sédiments uratiques. Ce phénomène a été d'ailleurs constaté dans d'autres stations et paraît coïncider d'une manière générale avec la disparition du sucre.

Les différents symptômes du diabète subissent des modifications non moins remarquables : les malades sont surtout frappés par l'atténuation de la soif et de la sécheresse de la bouche; parfois on observe la disparition de l'odeur spéciale de l'haleine; la polyurie étant moindre et les mictions pendant la nuit moins fréquentes, le sommeil est plus calme et plus réparateur. On constate en même temps une amélioration dans l'état des forces et une augmentation de poids; l'état des réflexes rotuliens, noté seulement dans les observations de ces dernières années, ne m'a pas paru s'amender aussi rapidement, pourtant chez des malades venant faire une seconde saison les réflexes ont parfois reparu. Les symptômes accessoires s'atténuent également, les dents sont plus solides, la vue s'améliore, ces deux ordres de faits sont souvent indiqués spontanément par les malades qui annoncent ainsi à l'avance que leur prochaine analyse sera bonne; ces résultats généraux ont été observés chez quelques malades bien que la glycose n'ait pas diminué. Les complications ayant pour siège la peau ou les bronches subissent une modification en rapport avec celles que j'ai déjà mentionnées, et avec l'activité spéciale de l'eau de la Bourboule dans cette classe importante de maladies.

Les formes et les diverses causes du diabète ne m'ont paru jusqu'à présent avoir une influence marquée sur le résultat final du traitement. Toutefois chez certains malades auxquels il était impossible de recueillir l'urine des vingt-quatre heures, j'ai été amené à examiner séparément les urines du matin et les urines du soir. On sait que généralement celles-ci sont plus chargées que les premières, puisqu'elles contiennent les matériaux de désassimilation provenant dela digestion, tandis que les urines recueillies le matin au réveil, douze à treize heures après le repas de la veille, appelées aussi urines du jeûne, représentent les résultats de la désassimilation organique et sont moins riches en matériaux solides que les autres. Chez quelques diabétiques, la proportion est renversée, c'est-à-dire que l'urine du matin contient plus de matériaux solides et surtout plus de sucre que l'urine du soir. A la fin de la cure, généralement les choses rentrent dans l'ordre normal, les deux urines ayant perdu une partie de leur teneur en glycose, celles du matin ont progressé plus que les autres et contiennent moins de sucre que celles du soir. On trouvera des exemples assez nets de ce fait dans les analyses rapportées à la fin des observations 86 et 173. Chez un malade, M. B., obs. 77, page 60, j'ai pu avoir presque jour par jour, non pas l'analyse, mais les densités des urines du matin comparées à celles de la digestion ; on peut voir d'après le tableau annexé à l'observation que les densités de l'urine du matin ont bien plus rapidement et plus constamment baissé que celles de l'urine de la digestion. Ce fait, rapproché de ceux que je viens de citer, tendrait à faire supposer que l'eau de la Bourboule a plus d'influence sur le sucre que j'appellerai organique, que sur le sucre alimentaire; cette eau minérale aurait donc une action plus profonde que l'eau de Vichy qui, de l'aveu des médecins de Vichy et de Durand-Fardel entre autres, paraît agir plus particulièrement sur le sucre alimentaire.

Cette action spéciale de l'eau de la Bourboule lui est bien propre et n'est pas due seulement au bicarbonate de soude qu'elle contient. J'ai vu plusieurs fois des malades, qui venaient à la Bourboule terminer leur cure après l'avoir commencée à Vichy et après avoir suivi dans cette station un traitement de dix à quinze et même vingt jours. Toujours la glycosurie a continué de baisser d'une façon plus ou moins marquée, et quoique nos eaux contiennent une quantité de bicarbonate de soude bien moindre que celles de Vichy, le malade n'en subissait pas moins leur influence. Du reste j'ai été témoin du fait inverse. Mme F..., obs. 184, page 94, venue à la Bourboule avec 49, 20 de sucre total, en part avec 12, 15 et va faire une cure complémentaire à Vichy qui l'amène à 0 après dix à douze jours de traitement.

Traitement. — Après avoir constaté ces résultats, il ne sera peut-être pas indifférent de savoir, parmi les divers agents qui constituent le traitement thermal, quels sont ceux qui sont le plus appropriés aux diabétiques. D'abord quel doit être le régime à suivre? Dans mon premier travail, voulant être absolument certain de l'effet de l'eau de la Bourboule, je n'avais prescrit aux malades aucune diète spéciale, j'avais même dispensé du régime ceux qui le suivaient de la façon la plus rigoureuse, et j'avais constaté que malgré cette suppression du régime il y avait atténuation de la glycosurie. Depuis ce moment, convaincu de l'efficacité de l'eau minérale, je n'ai plus eu lieu de faire de semblables restrictions, et pourtant, sauf chez les malades qui n'avaient jamais été traités, je n'ai généralement pas conseillé de régime particulier, les laissant suivre celui qui leur avait été prescrit précédemment de façon à ne modifier en rien leur genre de vie habituel.

Quant au traitement, il a varié nécessairement chez chaque individu, suivant l'état de ses forces, sa disposition nerveuse, le fonctionnement de la peau, etc.; à cet égard rien de spécial aux diabétiques qui rentrent dans les conditions générales des malades soumis à un traitement balnéaire et donnent lieu aux mêmes indications. Je dois seulement mentionner les deux éléments qui m'ont paru avoir le plus grand pouvoir modificateur, ce sont : 1° l'*eau en boisson* et 2° *la durée de la cure*.

1° L'*eau en boisson* a été donnée à tous les malades; tandis que le traitement balnéaire a beaucoup varié, celui-là seul a été constant, je dois dire même que chez les individus où, par suite d'intolérance gastro-intestinale, embarras gastrique, diarrhée, etc., j'ai dû suspendre ou diminuer le traitement interne, le résultat a été moins complet. J'ajouterai d'ailleurs que ces cas sont rares, en général les diabétiques ont l'estomac en assez bon état et supportent bien la boisson. Il ne faut pas craindre de la donner à dose un peu forte, en plusieurs fois, s'il y a lieu; si la dose moyenne est en général de deux verres par jour, certains diabétiques supportent très aisément trois et même quatre verres en vingt-quatre heures.

2° *La durée de la cure* est un élément qui n'a pas moins d'utilité, en général elle est de vingt à vingt-cinq jours, mais elle devrait être plus longue. Comme tous mes collègues en hydrologie, je dois déplorer le préjugé qui attribue une durée de trois semaines à tout traitement thermal; tout ce que nous avons pu faire ou dire contre cette idée est inutile; le malade a pris ses dispositions à l'avance, et si bien calculé l'époque de son retour que nous ne pouvons rien obtenir. Pourtant je dois dire que la durée du traitement est ici d'une importance capitale; fréquemment il m'est arrivé, au bout de vingt ou vingt et un jours, de ne trouver qu'une diminution insuffisante, qui devenait plus prononcée si le malade consentait à rester quelques jours de plus. C'est aux confrères de la ville que nous devons nous adresser pour obtenir la réforme de cet abus; s'ils pouvaient, en envoyant leurs clients aux eaux, leur imposer un mois de séjour, mois que nous n'emploierions pas toujours, ils nous rendraient certainement un grand service et faciliteraient beaucoup notre tâche. Pour se rendre compte de l'importance de cette durée du traitement, on n'a qu'à parcourir quelques-unes des analyses complètes que j'ai publiées; on verra que c'est surtout dans le seconde moitié de la cure que se prononce l'amélioration. J'ai soumis en général mes malades, et surtout les malades nouveaux à trois analyses, une au début pour constater l'état à l'arrivée, une à la fin pour établir le résultat définitif, et enfin, au milieu de la cure, une autre analyse qui a pour but de me renseigner sur les progrès obtenus et de me permettre, s'ils sont insuffisants, de modifier le traitement balnéaire ou d'augmenter la dose de boisson. On voit donc que si la seconde analyse faite le dixième jour n'a pas donné de résultat concluant, il ne me reste, dans l'hypothèse d'une cure de trois semaines, que dix à douze jours pour changer le traitement et en tirer quelque bénéfice: c'est réellement trop court, si l'on remarque surtout que ce n'est en général qu'après le dixième jour que les progrès se manifestent d'une façon définitive.

Effets consécutifs. — Les progrès obtenus par le traitement thermal de la Bourboule n'ont généralement pas une durée bien longue : chez les malades les plus heureux, j'ai trouvé à une seconde saison moins de sucre qu'à la première, mais ces cas sont rares; généralement l'amélioration obtenue ne dure pas plus de cinq à six mois, elle peut être plus longue, si le malade consent pendant l'hiver à faire usage de l'eau transportée, on peut ainsi gagner quelques mois. Cette amélioration porte sur deux points : l'abaissement du chiffre de la glycose dans les urines, et le meilleur état de la santé générale, celui-ci persiste quelquefois un peu plus longtemps; du reste cette impuissance à obtenir une guérison complète du diabète a été constatée aussi pour les autres traitements thermaux. « Dans le diabète confirmé il ne faut pas s'attendre à ce que les résultats immédiats du traitement thermal revêtent habituellement un caractère définitif » (1). La cure thermale devra donc être considérée comme un traitement palliatif qui reconstitue le malade pour un certain temps et a l'avantage de le reposer des médications qui, trop longtemps continuées, pourraient devenir inactives. De plus le traitement de la Bourboule permettra aux diabétiques d'obtenir une modification durable des complications vers la peau ou les muqueuses, si fréquentes chez eux. C'est de cette façon que les eaux sont envisagées par Lecor-

(1) Durand-Fardel, *Traité des eaux minérales*, 3e éd., p. 350.

ché (1) dans son dernier livre sur le diabète. « Il faut bien se persuader que les eaux minérales, lorsqu'elles ne conduisent pas à la guérison complète, amènent toujours dans le cours de la maladie un moment de répit plus ou moins accentué qui permet au diabétique de récupérer ses forces et par conséquent le met à même de résister avec plus d'avantage à des accidents toujours menaçants. En débarrassant momentanément d'une façon plus ou moins complète le sang du sucre qu'il contient, elles préviennent ou plutôt retardent l'apparition des complications fâcheuses. »

CONCLUSIONS.

Pour nous résumer, cherchons maintenant à établir les indications du traitement de la Bourboule dans le diabète.

Ces indications avaient été présentées dans mon premier travail de la façon suivante; je conseillais le traitement de la Bourboule aux diabétiques amaigris et atteints d'azoturie, chez ceux qui sont névropathiques et affaiblis et auxquels le traitement de Vichy ne peut convenir.

Bien que j'aie formulé ces conclusions avec une certaine réserve qu'on a trouvée trop scrupuleuse, après quinze ans de pratique et après avoir eu dans les mains près de deux cents malades, je ne

(1) *Du diabète chez la femme.* Paris, p. 38.

trouve rien à changer aux termes de cette proposition ; je persiste à réclamer pour la Bourboule les diabétiques en voie de déchéance, qui n'étant plus modifiés par le traitement alcalin, ont besoin d'un traitement reconstituant et réparateur. Quant aux diabétiques valides, chez lesquels l'équilibre s'est maintenu, ils doivent continuer de s'adresser à Vichy ou à Vals qui produisent une modification incontestablement plus complète que la Bourboule, si surtout ils sécrètent de grandes quantités de sucre ou si les symptômes généraux sont très prononcés.

Ceux seulement qui ne sont plus atteints par Vichy ou auxquels Vichy ne convient pas tout d'abord devront recourir à la Bourboule, qui par son action reconstituante sera surtout utile lorsque le diabétique commence à maigrir, et qu'il présente de l'azoturie sans polyphagie, indice d'une dénutrition profonde. A ces malades j'ajouterai ceux chez lesquels on peut soupçonner qu'un fonctionnement insuffisant de la peau ou de la muqueuse bronchique cause la glycosurie. Beaucoup de diabétiques ont la peau en mauvais état, sèche, sans souplesse, la plupart d'entre eux sont atteints d'affections cutanées ; chez ces malades, par son action tout à fait spéciale sur le tégument ou sur les muqueuses, l'eau de la Bourboule rendra des services incontestables.

Quant aux malades arrivés à la période cachectique, on doit éviter de leur recommander un traitement thermal, et leur conseiller seulement une médication tonique. Lecorché signale comme contre-indications au traitement thermal une anémie manifeste, un amaigrissement trop prononcé, des complications graves : thoracique, cérébrale ou cardiaque, la gangrène, etc., etc.

On me reprochera sans doute de ne pas avoir marqué d'une façon assez nette les limites d'action de la Bourboule, et d'être resté dans un terme moyen. Mais cette réserve nous est imposée, il faut bien le dire, par la nature de nos eaux. Placées entre les eaux alcalines comme Vals ou Vichy, et les eaux chlorurées sodiques franches ; moins altérantes que les premières, moins reconstituantes peut-être que les secondes, elles participent à ces deux actions : leurs propriétés ne sont donc pas assez tranchées pour permettre d'établir une démarcation parfaitement nette ; démarcation du reste aussi difficicile à établir en thérapeutique qu'en clinique.

REMARQUES SUR LES OBSERVATIONS.

Pour ne pas allonger ce travail, j'ai rapporté les observations sous forme de notes aussi concises que possible. J'ai inséré également dans cet ensemble les observations citées dans mon premier travail, mais alors en notes très abrégées. J'ai agi ainsi, d'abord pour donner une statistique complète de tous les cas observés, puis parce qu'un certain nombre de malades cités dans ma première étude continuaient en 1877 un traitement commencé antérieurement : pour ne pas publier la seconde partie de leur traitement sans la première, il m'a fallu donner l'ensemble.

Chaque observation est suivie d'analyses, qui dans les cas importants sont presque toujours complètes et comprennent le chiffre de la quantité des urines, de leur densité, du sucre et de l'urée. Dans les cas moins importants, chez des malades que j'ai vus pendant plusieurs années de suite, et enfin dans certains cas d'impossibilité matérielle, je n'ai indiqué que les moyennes prises sur des échantillons d'urines recueillies le matin au réveil et le soir ou l'après-midi, quatre heures après le repas.

Tous ces chiffres sont rapportés à 1 litre d'urine; si l'on veut avoir la quantité de sucre ou d'urée sécrétée en vingt-quatre heures, il faut multiplier le nombre indiqué par celui qui représente la quantité d'urines émise dans la journée. Ces calculs sont faits à l'avance; pour ne pas surcharger les analyses à chaque observation, je me suis contenté de les noter dans les tableaux qui résument tous les faits que j'ai rapportés.

OBSERVATIONS

OBSERVATION 1. — *Diabète traumatique, amélioration très marquée.* — Mme M..., cinquante-huit ans. Glycosurie datant de deux ans et demi, attribuée à une chute sur la tête avec plaie de tête, une saison à Vichy mal supportée.

	Quantité.	Densité.	Sucre total.	Urée totale.
1873. 15 juillet.....	1460	1027,7	52,52	23,45
27 —	1130	1019,2	9,67	13,96
4 août.......	1160	1017	0,24	11,71

Obs. 2. — *Glycosurie pulmonaire, amélioration marquée.* — M. B..., cinquante ans. Affection pulmonaire des sommets datant de vingt ans, glycosurie récente, sueurs abondantes.

	Quantité.	Densité.	Sucre total.	Urée totale.
1873. 7 août..:...	370	1037,2	0,53	3,36
14 —	390	1027,5	traces.	5,36
24 —	620	1020	0	8,35

Obs. 3. — *Glycosurie pulmonaire, seconde saison, amélioration marquée.* — M. B... Bonne santé pendant l'hiver.

	Quantité.	Densité.	Sucre total.	Urée totale.
1874. 25 septembre.	500	1027,0	1	5,48
6 août	1250	1017,5	traces.	13,55

Obs. 4. — *Diabète insuccès.* — M. Br..., cinquante ans. Amaigrissement depuis trois ans, aucun résultat par le traitement alcalin ou les arsenicaux; cure mal supportée.

	Quantité.	Densité.	Sucre total.	Urée totale.
1874. 23 juillet.....	1500	1020	24,99	13,11
4 août	2075	1022	47,72	13,19
12 —	1850	1020	43,10	11,71

Obs. 5. — *Diabète, amélioration très marquée.* — M. C..., soixante-trois ans. Psoriasis hérpétique, diabète traité trois ans à Vichy sans résultat durable.

	Quantité.	Densité.	Sucre total.	Urée totale.
1874. 21 août	3040	1036,5	121,6	24,91
29 —	1800	1032,0	45,47	22,10
10 septembre.	1400	1031,0	35,28	13,90

Obs. 6. — *Diabète, seconde saison, amélioration très marquée.* — Les progrès obtenus ont duré jusqu'en avril, bon effet de l'eau de la Bourboule transportée, employée pendant l'hiver ; sucre en moindre quantité que l'an passé.

	Quantité.	Densité.	Sucre total.	Urée totale.
1875. 27 août	1910	1034,5	66,85	24,03
18 septembre.	1580	1029,0	28,71	22,62

Obs. 7. — *Glycosurie goutteuse, amélioration.* — Mme de P..., cinquante-deux ans. Antécédents goutteux, congestions du foie, glycosurie depuis cinq ans, modifié à Vichy.

		Quantité.	Densité.	Sucre total.
1875.	9 juin	730	1035	10,04
	20 —	1350	1018	5,15
	29 —	1000	1021	2,00

Obs. 8. — *Glycosurie goutteuse, amélioration très marquée.* — Mme de P... A la suite de la cure faite en 1875, amélioration de la santé générale, moins de dispositions aux bronchites, la glycosurie reste à peu près stationnaire à l'aide d'un régime très sévère. Dans ces derniers temps le sucre a augmenté, et il s'est produit quelques accidents du côté de la peau, boutons et bulles aux pieds et sur la figure, quelques traces sont encore visibles sur le front, les dents sont tombées, mais il n'y a pas eu d'anthrax, ni d'accidents sérieux.

1881.	1er août	Matin	40	Soir	57,5
	9 —	—	22	—	30
	18 —	—	4	—	12,0

Obs. 9. — *Glycosurie, amélioration.* — M. B..., soixante ans, diabétique depuis six ans, amélioré par Vichy, bon état actuellement.

		Quantité.	Densité.	Sucre total.
1875.	18 juin	2400	1015,6	3,19
	28 —	1550	1019,4	3,10
	9 juillet	1540	1020,0	1,71

Obs. 10. — *Glycosurie, amélioration légère.* — Mme de C..., cinquante-sept ans. Antécédents goutteux, glycosurie datant de dix mois.

		Quantité.	Densité.	Sucre total.
1875.	28 juin	1300	1019	1,59
	18 juillet	1200	1020	1,20

Obé. 11. — *Diabète, amélioration peu marquée.* M. de G..., quarante-cinq ans, diabétique depuis douze ans amélioré à Vichy, psoriasis, accidents pulmonaires.

		Quantité.	Densité.	Sucre total.
1875.	28 juillet	1000	1030	8,08
	15 août	950	1028	5,32

Obs. 12. — *Diabète, amélioration très nette.* — M. C..., cinquante-six ans. Gravelle et coliques néphrétiques, dyspepsie, diabète depuis trois ans traité à Vichy, qui amène une diminution de sucre, mais de l'amaigrissement et une grande faiblesse.

		Quantité.	Densité.	Sucre total.
1875.	5 août	2350	1028,0	54,82
	16 —	1450	1027,0	25,27
	24 —	1330	1023,5	15,50

Obs. 13. — *Diabète, amélioration très marquée.* — M. H..., soixante-quatre ans. Chagrins en 1857, perte des forces, amaigrissement et glycosurie depuis cette époque, amélioré plusieurs fois à Vichy. Il y a neuf ans, saison à Vichy sans effet.

		Quantité.	Densité.	Sucre total.	Urée totale.
1876.	21 juin	2200	1038,5	110,00	25,63
	1er juillet	2200	1034,0	66,00	26,65
	13 —	2200	1032,5	27,04	25,31

Obs. 14. — *Diabète, seconde saison, amélioration très marquée, progrès sur l'an passé.* — M. H... Grande amélioration de la santé à la suite de la dernière cure. L'état général a été excellent et soutenu tout l'hiver; diminution de l'eczéma et de la susceptibilité bronchique. Il n'a pas été fait d'analyse d'urine.

		Quantité.	Densité.	Sucre p. 1000.
1877.	19 juin	2150	1040	57,00
	26 —	1850	1031	31,43
	4 juillet	1850	1031	33,33

Obs. 15. — *Diabète, amélioration légère.* — M. S..., cinquante-six ans, diabétique depuis dix ans, amélioré par une saison à Vichy en 1875.

		Quantité.	Densité.	Sucre total.
1876.	30 juin	1460	1020	4,61
	9 juillet	1100	1024	3,66
	19 —	1150	1023,5	2,30

Obs. 16. — *Glycosurie, amélioration.* — M. S..., cinquante-sept ans. Diabète constaté il y a deux ans et demi; rhumatismes et éruptions d'urticaires.

	Quantité.	Densité.	Sucre total.	Urée totale.
1876. 20 juillet......	750	1030,0	1,24	9,74
30 —	1500	1024,5	1,87	11,39
8 août........	580	1028,0	0,92	5,90

Obs. 17. — *Diabète, amélioration marquée.* — M. M.., soixante-quatre ans, diabétique depuis plusieurs années, accidents pulmonaires.

	Quantité.	Densité.	Sucre total.
1876. 28 juillet...............	880	1027	11,44
16 août.................	1125	1018	5,50

Obs. 18. — *Diabète goutteux, amélioration très marquée.* — M. S..., soixante-trois ans. Père et grand-père goutteux, accès de goutte en 1847 et 1857, gravelle et coliques néphrétiques, diabète depuis cinq ans traité trois fois à Vichy; sans résultat pour la dernière cure.

	Quantité.	Densité.	Sucre total.
1876. 15 août...............	900	1020	19,80
25 —	1380	1017	7,65
6 septembre...........	1150	1020	3,45

Obs. 19. — *Glycosurie, amélioration très prononcée.* — M. G..., cinquante-neuf ans. Coliques hépatiques, eczéma, intertrigo, diabète découvert depuis peu de temps.

	Quantité.	Densité.	Sucre total.
1876. 29 juin...............	1300	1032,5	19,50
6 juillet..............	2100	1020,0	2,20
16 —	1100	1022,0	1,50

Obs. 20. — *Glycosurie, seconde saison, amélioration très nette.* — M. G... Bon état à la suite du traitement. Il y a deux mois, après des préoccupations graves, retour de la soif et d'un goût métallique dans la bouche. A ce moment le sucre s'élève jusqu'à 25 grammes.

		Quantité.	Densité.	Sucre total.
1877. 20 juin................		1,600	1029	24,44
26 —	Urine du matin................			3,8
	Urine du soir..................			3,33
7 juillet.	Urine du matin................			1,00
	Urine du soir..................			1,30

Obs. 21. — *Glycosurie, troisième saison, amélioration très*

prononcée. — M. G... Cet hiver, à plusieurs reprises, après des préoccupations, le sucre a augmenté et s'est élevé jusqu'à 30 grammes. Vertiges, maux d'estomac, appétit constant, soif modérée, peu d'envies d'uriner, pas de réveil la nuit.

1878. 18 juin......	Matin....	14,2	Soir....	36,00
24 —	—	2,85	—	4,75
7 juillet....	—	1,3	—	2,10

Obs. 22. — *Glycosurie, quatrième saison, amélioration très prononcée.* — M. G... A peu près dans le même état, estomac assez susceptible, persistance de l'intertrigo.

1879. 19 juin......	Matin.....	35,3	Soir.....	50,0
27 —	—	10 0	—	21,0
8 juillet....	—	5,0	—	5,8

Obs. 23. — *Diabète traité par l'eau de la Bourboule transportée, amélioration légère.* — T..., trente-quatre ans, diabétique depuis sept mois.

	Quantité.	Densité.	Sucre total.	Urée totale.
1877. 28 avril.......	5000	1034	289,90	61,25
6 mai........	5000	1032	278,75	53,10

Obs. 24. — *Diabète traité par l'eau de la Bourboule transportée, amélioration très marquée.* — Mme X... Diabète à marche rapide datant de deux ans.

	Quantité.	Densité.	Sucre total.	Urée totale.
1877. 28 avril.......	3700	1044	281,38	52,72
6 mai........	2700	1032	140,52	33,48

Obs. 25. — *Glycosurie, amélioration.* — Madame de Saint-B..., soixante ans, sujette aux douleurs rhumatismales. Grand chagrin il y a quatre ans, peu de temps après, apparition d'une soif très vive, avec appétit modéré ; l'analyse des urines, faite le 10 novembre 1875, révèle une densité de 1 040 et 100 grammes de sucre par litre, sur plusieurs litres d'urine. En janvier 1876, après un régime sévère il n'y avait plus que 5 grammes par litre. Un séjour au bord de la mer confirme ce résultat : en juin 1877, avec un régime restreint,

il y avait environ 4 grammes par litre. Actuellement, polysarcie modérée. Toux pendant l'hiver avec expectoration catarrhale abondante, peu marquée en ce moment. Vue affaiblie, dents mauvaises depuis longtemps ; pas de furoncles, mais démangeaisons sur divers points du corps sans affection cutanée apparente.

	Quantité.	Densité.	Sucre par litre.
1877. 19 juin	900	1025	2,8
6 juillet	1500	1027	1,20

Obs. 26. — *Glycosurie, grande amélioration.* — M. J..., trente-quatre ans. Bonne santé habituelle. Eczéma, intertrigo de l'aine et des aisselles depuis six mois. Glycosurie depuis deux à trois mois s'élevant à cette époque à 6 à 8 grammes de sucre par litre. Urines peu abondantes, soif vive, furoncles fréquents.

Au départ soif moindre, amélioration générale.

	Quantité.	Densité.	Sucre par litre.
1877. 7 juillet	1450	1036	28,57
18 —	1600	1017	2,37

Obs. 27. — *Glycosurie, amélioration.* — M. B..., soixante ans. Diabète depuis plusieurs années reconnu seulement il y a deux mois et attribué aux occupations sédentaires du malade. De 43 grammes par litre au début, le sucre est descendu à 5 grammes par le régime. Actuellement, soif vive avec appétit modéré, pas d'anthrax, rien à la peau. Affaiblissement des forces et diminution des facultés, tendance aux vertiges. Depuis six ans, disposition assez marquée aux hémorrhagies, apparition d'ecchymoses sous-cutanées, gencives saignant facilement, sans gingivite notable. L'examen du thorax ne révèle rien de particulier, sauf un peu d'hypertrophie du cœur et le peu d'éclat des bruits cardiaques.

	Quantité.	Densité.	Sucre.
1877. 16 juillet	1000	1032	3,5
30 —	1150	1021	2,33

Obs. 28. — *Glycosurie, amélioration.* — M. T..., quarante-cinq ans. Polysarcique et glycosurique, depuis un an,

transpirations énormes et urines rares. L'appétit et la soif ne sont pas très prononcés. Les facultés viriles et les forces sont maintenues pourtant; depuis quelque temps le malade maigrit un peu, la vue s'affaiblit et il se manifeste des troubles dyspeptiques.

1877. 24 juillet...	Urine du matin....	3,14 par litre.	
— ...	— du soir......	2,5	—

Au départ, il n'y a pas eu de seconde analyse, mais le malade avait ressenti une amélioration marquée.

Obs. 29. — *Glycosurie, seconde saison, amélioration.* — M. T..... Après la saison, amélioration de la santé générale, pas d'affaiblissement. Il reste seulement un peu de troubles de la vue, quelques douleurs de reins, et parfois une soif assez vive, sans autres signes de diabète.

	Quantité.	Densité.	Sucre.
1879. 26 juin..................	600	1033	27,5
5 juillet...............	1100	1020	8,0
14 —	800	1021	7,5

Obs. 30. — *Glycosurie, troisième saison, amélioration.* — M. T... Le bon effet obtenu par la cure de 1879 dure près d'un an. L'été dernier le malade essaye d'un traitement par les douches écossaises et l'eau de mer en boisson, qui n'amène qu'un résultat insuffisant. Les douleurs de reins ont réapparu d'une façon assez intense depuis cinq à six mois; les dernières analyses sont moins bonnes; surdité passagère de l'oreille gauche, furoncle au poignet droit.

1881. 25 juin.......	Matin....	31,00	Soir....	33,0
6 juillet.....	—	7,66	—	11,0
12 —	—	4,6	—	27,5

Obs. 31. — *Glycosurie, amélioration légère.* — Mme de N... Soixante ans, santé robuste. Père mort de diabète. Il y a douze ans, grand chagrin, refroidissement, et rhumatisme goutteux. Attaque de gravelle et anthrax, il y a deux ans. Le diabète est reconnu depuis six mois avec 38 grammes de sucre par litre. Actuellement vue affaiblie, articulations des mains gonflées, hypertrophie du corps thyroïde et de quelques ganglions cervicaux, palpitations, cœur normal.

	Quantité.	Densité.	Sucre.
1877. 4 juillet................	1900	1022	5 gr.
20 —	800	1028	4

Obs. 32. — *Glycosurie, amélioration.* — Madame Br..., cinquante et un ans. Très bonne santé, sauf tendance aux bronchites l'hiver. Amaigrissement depuis un an ; le sucre constaté cet hiver disparaît assez facilement par le régime. Actuellement pas de soif, ni d'augmentation de l'appétit. Douleurs lombaires, toux et expectoration abondante le matin : signes de bronchite aux deux bases.

	Quantité.	Sucre.
1877. 18 août..........................	1000	7,5
29 —	600	5,25
6 septembre.....................	1650	1,42

Obs. 33. — *Glycosurie, deuxième saison, résultat nul.* — Madame Br... Jusqu'à la fin de novembre, bon état de santé, pas de bronchites, sauf vers la fin de l'hiver. Amaigrissement notable depuis l'an passé, douleurs abdominales et douleurs de reins.

	Quantité.	Densité.	Sucre.
1878. 12 août.................	550	1025	1,66
22 —	1300	1020	1,46
31 —	1050	1020	1,11

Obs. 34. — *Glycosurie, amélioration légère.* — M. H..., quarante-huit ans. Phimosis diabétique il y a dix ans, phlegmon de la main, il y a cinq ans. Pneumonie il y a trois ans, et depuis deux ans bronchites tous les hivers. Surdité ancienne. Actuellement respiration soufflante au sommet gauche, accompagnée de râles sibilants.

	Quantité.	Densité.	Sucre.
1877. 22 août.................	880	1030	4,7
31 —	900	1026	7,2
8 septembre............	1800	1015	1,9

Obs. 35. — *Diabète, amélioration très marquée.* — M. B..., cinquante ans. Bonne santé, aucun antécédent goutteux, pas de diabétique dans la famille. Il y a quatre ans, à la suite de fatigues, le diabète a été soupçonné par la perte

des forces et une soif très vive. Le maximum a été de 60 grammes par litre sur 3 litres, et a été amené aisément à 0 par le régime. Depuis un mois, surcroît de travail et réapparition du sucre ; le régime n'agit plus pour faire descendre la glycose qui s'élève à près de 30 grammes, avec deux à trois litres d'urine. Les facultés génitales sont maintenues, il n'y a ni gingivite, ni anthrax et aucune complication, seulement l'amaigrissement est excessif, le poids du corps est tombé de 104 kilogrammes à 83.

	Quantité.	Densité.	Sucre.
1878. 16 juin	2500	1029	16,66
26 —	2200	1023	2,00
9 juillet	2100	1022	2,5

Malgré l'amélioration notable au point de vue du sucre, le malade, parti fatigué de son traitement, succombe quelques semaines plus tard à un cancer intestinal.

Obs. 36. — *Glycosurie, amélioration marquée.* — Mme L..., quarante ans. Diabétique depuis deux à trois ans, améliorée par la Bourboule il y a deux ans, et par Saint-Nectaire l'an passé. N'a jamais suivi de régime, ni de traitement sérieux. Pas de signes bien nets, sauf l'appétit développé, la soif vive et quelques douleurs lombaires. Une analyse faite en mai dernier, après quelques jours de régime révèle 42 grammes de sucre et 22 grammes d'urée avec une moyenne de 1,500 grammes d'urine.

	Quantité.	Densité.	Sucre.	
1878. 23 juin	850	1035	23,0	Urates abondants.
1er juillet	700	1033	15,7	—
11 —	1200	1019	1,8	Limpide.

Obs. 37. — *Glycosurie, amélioration.* — Mme L.... Après une saison à Vichy où le sucre s'est de nouveau abaissé à 8 grammes, il y a eu très peu de sucre cet hiver, bon état actuellement.

1879. 30 juillet	Matin	0	Soir	8,0
14 —	—	0	—	3,6

Obs. 38. — *Glycosurie, troisième saison, amélioration.* —

Mme L.... La gravelle urique et la glycosurie se sont maintenues depuis cinq ans. Le sucre s'élève au maximum à 35 grammes par litre et descend souvent à 0. Actuellement douleurs rhumatismales et grande faiblesse.

1884. 4 août.......	Matin....	2,0	Soir.....	57,5
10 —	—	2,0	—	11,0
17 —	—	4,2	—	28,7

Résultat faussé par un séjour au lit sans exercice la dernière semaine.

Obs. 39. — *Diabète, amélioration notable.* — M. A..., cinquante et un ans, diabétique depuis quatre ans. Ni goutte ni rhumatisme dans la famille, père eczémateux. Au début, il y avait 45 grammes de glycose par litre, avec 2 litres 1/2 d'urine, par un régime sévère le sucre descend à 18 ou 20 grammes. Syphilis autrefois, bronchite depuis un an. Actuellement, bronchite occupant les deux tiers supérieurs, surtout à gauche en avant, respiration soufflante à droite en arrière. Cœur normal. Dents conservées, mais vue troublée, perte des forces et des facultés génitales, transpirations abondantes, eczéma des mains.

La dernière analyse manque, mais on constate un progrès notable après huit jours de traitement.

	Quantité.	Densité.	Sucre.
1878. 6 juillet...............	2350	1033	33,33
14 —	1500	1026	25,00

Obs. 40. — *Diabète, état stationnaire.* — M. G. de S....., cinquante-deux ans. Diabétique depuis quinze à seize ans, non goutteux, traité pendant quinze ans à Vichy. L'an passé, après la cure de Vichy, apparaissent divers malaises, douleurs des membres inférieurs avec thrombose d'un côté, troubles de la vue, perte de l'audition du côté gauche, etc. Actuellement forces diminuées, pouvoir génital perdu, un peu d'amblyopie, toux, faiblesse respiratoire à droite; gonflement de la jambe gauche, indolore, mais accompagné de gêne dans la marche et de sentiment de tension; léger dédoublement au premier temps.

	Quantité.	Densité.	Sucre.
1878. 9 août	1750	1027	30,00
20 —	2000	1023	20,00
27 —	2850	1020	18,50

Amélioration plus apparente que réelle; en effet le chiffre des urines a notablement augmenté, et si au lieu de prendre le chiffre de sucre pour 100 on prend le total en vingt-quatre heures, on voit qu'il y avait 52gr,50 de sucre à l'arrivée et 52gr,72 au départ, c'est-à-dire que l'effet a été nul. Lors de la première analyse il y avait des quantités considérables d'albumine dans l'urine; au départ des traces seulement.

Obs. 41. — *Diabète, seconde saison, amélioration notable.* — M. G. de S..... Au mois de novembre, anthrax et série de furoncles; en janvier, diarrhée excessive pendant cinq à six semaines. En mars, troubles de la vue (amblyopie albuminurique). Actuellement la jambe gauche est encore enflée; pas de soif ni de miction la nuit depuis la Bourboule.

	Quantité.	Densité.	Sucre.	
1879. 21 juillet	2150	1025	21,0	albumine abondante.
30 —	2200	1018	11,0	
7 août	2150	1015	3,3	albumine diminuée.

Le malade avait fait faire les analyses suivantes avant ses deux saisons :

1878. 8 juillet...	Glycose... 2,74	Albumine.......	traces.
1879. 30 juin.....	Glycose... 1,44	Albumine sèche.	0,45

Obs. 42. — *Diabète, amélioration notable.* — M. C..., cinquante-quatre ans, diabétique depuis neuf mois; sucre 45 grammes, amélioré par le régime. Depuis trois ans, phlébite oblitérante avec ulcération; actuellement ulcère variqueux de la jambe gauche, gonflement modéré du membre, rougeur et prurit autour de l'ulcère. Traité à Aix-les-Bains, sans résultat; le sucre monte de 16 à 40 grammes. En ce moment rien au cœur, affaiblissement de la vue, perte du pouvoir génital, gingivite expulsive; légère albuminurie.

	Quantité.	Densité.	Sucre.
1878. 18 août	1500	1500	24,44
25 —	1450	1028	10,00
2 septembre	1650	1026	8,40

Albuminurie disparue au départ.

Obs. 43. — *Diabète, très grande amélioration.* — M. D..., cinquante ans, eczémateux depuis quatre à cinq ans. Diabète découvert l'an passé à la suite de grands chagrins. Amélioré par l'eau de Vichy et le quinquina. Phimosis diabétique, vue et audition affaiblies, pouvoir génital perdu, gencives malades au début, saines maintenant depuis la chute des dents; furoncles. Eczéma très étendu, portant principalement sur le cuir chevelu, l'ombilic, les plis de l'aine, les ongles de la main et des orteils et une grande partie de la jambe gauche, avec gonflement œdémateux douloureux, du pied au genou. Dyspnée et emphysème ; estomac excellent, soif très vive.

	Quantité.	Densité.	Sucre.
1879. 23 juin.................	4000	1033	57,00
3 juillet...............	3700	1032	24,44
11 —	3500	1030	19,00

Obs. 44. — *Diabète, seconde saison, très grande amélioration.* — M. D... Après la saison thermale, le malade éprouve de grandes préoccupations qui lui font perdre les progrès obtenus par la cure. En janvier, forte bronchite avec expectoration abondante mélangée de filets sanguins. Eczéma non modifié. Le diabète paraît moins intense, les périodes de rémission sont un peu plus longues; en ce moment soif vive, urines abondantes; quelques râles sibilants au sommet droit, eczéma à peu près dans le même état.

	Quantité.	Densité.	Sucre.
1880. 25 juin.................	4200	1032	42
7 juillet...............	3300	1023	22
17 —	2400	1028	28

Obs. 45. — *Diabète, troisième saison, grande amélioration.* — M. D... L'amélioration obtenue par la dernière cure a été de peu de durée. Actuellement les symptômes du diabète sont moindres, mais l'eczéma a progressé surtout aux ongles des doigts et des orteils et sur le cuir chevelu.

	Quantité.	Densité.	Sucre.	Urée.
1881. 29 août........	1900	1035	46,00	14,08
8 septembre...	850	1035	12,00	25,27
17 — ...	1250	1026	3,12	25,50

Obs. 46. — *Glycosurie, grande amélioration.* — Mme K..., cinquante ans, non réglée depuis six à huit mois, très bonne santé jusqu'alors sauf un peu de sciatique et à diverses reprises des attaques de rhumatisme vague, avec localisation dans le gros orteil qui subit parfois un gonflement passager. Grand chagrin, il y a quatre à cinq ans, la glycosurie paraît remonter à cette époque. Cette maladie a été constatée pour la première fois à Vichy l'an passé, le sucre s'élevait à 52 grammes par litre et la quantité des urines à 2 litres par jour. L'hiver dernier il était redescendu à 15 ou 30 grammes. En ce moment, soif modérée, appétit peu prononcé, gingivite expulsive, démangeaisons vulvaires, pas de furoncles, sécheresse habituelle de la bouche et amaigrissement notable.

		Quantité.	Densité.	Sucre.
1879.	1er juillet............	1600	1033	3,33
	21 —	2200	1016	0

Obs. 47. — *Diabète, amélioration très marquée.* — M. D..., cinquante-sept ans. Diabète remontant à quatre ou cinq ans, attribué à l'excès de travail soulagé à Vichy et surtout à Carlsbad. Pas d'accidents, ni de symptômes graves, mais amaigrissement assez marqué.

		Quantité.	Densité.	Sucre.
1879.	9 juillet...............	2250	1028	18,30
	19 —	1200	1023	4,66
	26 —	1200	1028	6,00

Obs. 48. — *Diabète, seconde saison, amélioration très marquée.* — M. D... L'amélioration obtenue à la suite de la cure ne paraît pàs avoir été de longue durée, l'hiver a été assez bon, mais la gingivite et la perte des dents continuent.

		Quantité.	Densité.	Sucre.
1880.	4 juillet................	1700	1035	38,0
	13 —	900	1030	15,7
	23 —	750	1032	10,0

Obs. 49. — *Diabète, amélioration notable.* — M. D... Progrès obtenus par la dernière saison persistant jusqu'au printemps. Depuis deux à trois mois réapparition des douleurs de reins et de l'affaiblissement.

		Quantité.	Densité.	Sucre.
1881.	5 juillet	1400	1040	40,0
	22 —	1500	1033	21,8

Obs. 50. — *Diabète, quatrième saison, amélioration marquée.* — M. D..... Depuis l'hiver dernier, amaigrissement, perte des forces et augmentation de la quantité de sucre. Les dernières analyses faites par la pharmacie Mialhe ont indiqué des traces d'albumine. Le 20 mai il y avait avec une densité de 10,36, 29,25 grammes de sucre et 27,10 grammes d'urée pour 1,000, le 21 juin les chiffres correspondants étaient de 10,42, 50,60 et 22,95.

			Quantité.	Densité.	Sucre.	Urée.
1882.	2 juillet,	matin..	»	»	5,0	»
	—	soir....	»	»	42,0	»
	3 —	....	1750	1037	34,2	18,38
	12 —	matin..	»	»	12,9	»
	—	soir....	»	»	27,5	»
	20 —	....	1120	1035	25,0	20,61

Obs. 51. — *Diabète, amélioration peu prononcée.* — M. D... A la suite de la saison de 1882, trois semaines après le retour, éruption abondante d'eczéma, puis de furoncles sur la face et sur le cou. Dans l'hiver assez bon état, malgré quelques écarts de régime; les dernières analyses ont donné 33 grammes de sucre par litre.

		Quantité.	Densité.	Sucre.	Urée.
1883.	5 juillet	1200	1036	34,2	14,77
	24 —	2100	1027	18,0	19,80

Obs. 52. — *Diabète, sixième saison, amélioration.* — M. D... Assez bon hiver, moins de manifestations à la peau, amaigrissement, le sucre se maintient aux environs de 35 grammes à l'aide du bromure de potassium.

1884.	8 juillet.....	Matin.....	16,0	Soir....	40
	18 —	—	14,0	— ..	25
	27 —	—	11,5	—	23

Traitement moins bien supporté que les années précédentes. Fatigue au onzième jour, qui nécessite un peu de repos. Mort dans le cours de l'hiver suivant.

Obs. 53. — *Diabète, amélioration.* — M. Ch..., cinquante et un ans. Assez bonne santé, diabète depuis dix ou douze ans, attribué à des veilles excessives et aux émotions du jeu. Traité avec succès à Vichy pendant huit à dix ans. La maladie s'est aggravée depuis un an : perte des dents, gonflement des membres inférieurs; toux et trois hémoptysies depuis un an. Matité et râles sous-crépitants au sommet gauche.

	Quantité.	Densité.	Sucre.
1879. 11 juillet............	1600	1031	31,42

Il n'y a pas eu d'analyse au départ, la toux n'a pas diminué, mais les signes à l'auscultation sont moins marqués, il y a amélioration de l'état général.

Obs. 54. — *Glycosurie, amélioration.* — M. M..., soixante et un ans. Bronchite avec asthme depuis plusieurs années. Signes de diabète depuis un ou deux ans. Actuellement, toux, expectoration catarrhale, pas de signes à l'auscultation.

1883. 27 juillet.....	Matin.....	2,5	Soir.....	14,0
6 août......	—	7,2	—	6,0
8 —	—	0,0	—	4,2

Obs. 55. — *Glycosurie, amélioration.* — M. M... Après la saison thermale, amélioration du catarrhe bronchique et de la glycosurie. Cette amélioration persiste jusqu'en avril. Les urines, examinées à plusieurs reprises, ont souvent donné comme résultat 0. Le sucre a reparu il y a un à deux mois.

1880. 20 juillet......	Matin.....	3	Soir.....	10,00
7 août.......	—	0	—	2,50

Obs. 56. — *Glycosurie, troisième saison, amélioration.* — M. M... Bon état au point de vue des bronches, mais la glycosurie augmente par suite de l'insuffisance du régime.

		Sucre.		Sucre.
1883. 13 août......	Matin.....	30	Soir.....	32,5
25 —	—	16	—	23,0
30 —	—	10	—	17,0

Obs. 57. — *Glycosurie, amélioration.* — M. M... Meilleur

effet de la dernière saison que des cures précédentes, le sucre n'a pas augmenté.

1884. 11 juillet........	Matin..... 8	Soir.....	22
29 —	— 8	—	17

Obs. 58. — *Glycosurie, insuccès.* — M. M... Aggravation depuis quelque temps due à de grandes fatigues et à des écarts de régime.

1885. 24 juillet.....	Matin..... 11,6	Soir.....	16
30 —	— 12,9	—	18
10 août......	— 13,0	—	28

Obs. 59. — *Diabète, amélioration notable.* — Mlle M..., dix-neuf ans. Père diabétique, mère goutteuse. Réglée à quatorze ans ; les règles ont cessé au bout de trois ans sans cause connue et n'ont pas reparu. Il y a deux ans le sucre est constaté à la dose de 68 grammes par litre ; une cure récente à Vichy l'a abaissé de 41,65 à 33,33 par litre et la quantité des urines est descendue de trois litres à deux litres, en modifiant un peu l'anémie et l'état général. Actuellement il reste encore de l'affaiblissement et un très grand amaigrissement ; aucun signe du côté des voies respiratoires.

	Quantité.	Densité.	Sucre.
1879. 26 juillet..............	1500	1040	62,5
5 août.................	2000	1038	36,6
10 —................	2000	1040	33,3

Obs. 60. — *Diabète, amélioration.* — M. D..., cinquante ans. Diabétique depuis deux ans à la suite de grands travaux intellectuels. Amaigrissement depuis cette époque. En ce moment on constate surtout une tendance à la fatigue, de l'affaiblissement de la vue, de la sécheresse de la bouche et de la gorge, avec l'odeur spéciale de l'haleine. Battements du cœur rapides et énergiques ; bruit de souffle au premier temps et à la pointe.

	Quantité.	Densité.	Sucre.
1879. 28 juillet............	2250	1040	44,44
8 août.............	2200	1035	27,00
15 —.............	1850	1035	21,00

Obs. 61. — *Glycosurie, amélioration très nette.* — M. B..., cinquante-sept ans. Grand fumeur, atteint récemment de stomatite, actuellement muguet de la langue et de la paroi interne des joues; le malade accuse en même temps de l'affaiblissement de la vue et une soif vive avec un appétit moyen. L'examen des urines recèle une quantité considérable de glycose.

1879.	16 août........	Matin.....	30	Soir.....	33,3
	5 septembre..	—	0	—	2,0

Obs. 62. — *Glycosurie, gravelle, très grande amélioration.* — M. G. P..., quarante ans. Mère diabétique, père graveleux. Il y a quatre ans, diabète sucré traité à Vichy, disparu en quelques jours. L'hiver suivant, apparition de coliques néphrétiques et de gravelle traitée à Contrexéville puis par une opération de lithotritie. Cette année il reste un peu de sucre, 6 grammes par litre, mais depuis l'opération le col vésical est relâché, il y a des envies fréquentes d'uriner, des douleurs vésicales et des douleurs lombaires. Actuellement pas d'accidents spéciaux, sauf de la fatigue et un peu de soif.

		Quantité.	Densité.	Sucre.
1879.	30 juillet.............	1250	1037	23,33
	8 août...............	1450	1019	0,0

Au départ un échantillon d'urine donne également 0, et en même temps on constate la réapparition de sable rouge dans les urines.

Obs. 63. — *Glycosurie, amélioration.* — M. G. P... Un peu plus de sucre dans ces derniers temps, atteignant près de 20 grammes, malaise général, fatigue.

1885.	22 juillet...	Matin.....	1,07	Soir.....	3,06
	11 août.....	—	1,08	—	2,00

Obs. 64. — *Diabète, amélioration.* — M. B..., cinquante-huit ans. Grands chagrins il y a six ans. Depuis trois ans, toux presque constante, amaigrissement, forces diminuées, bouche sèche, soif vive. Pas d'anthrax, rien à la peau, affaiblissement de la vue, forces génitales conservées. En ce

moment bronchite spasmodique, hypertrophie cardiaque sans bruit de souffle.

		Quantité.	Densité.	Sucre.
1879.	24 août...............	900	1036	30,9
	4 septembre.........	1500	1020	11,7

Moins de râles au départ, traitement supporté sans excitation cardiaque.

Obs. 65. — *Diabète chez un enfant, insuccès.* — Mlle G..., dix ans. Délicate dans l'enfance, pas de signes de lymphatisme, grand'tante diabétique. Souffrante depuis novembre dernier, affaiblissement et amaigrissement sans cause appréciable. En janvier polyurie et glycosurie jusqu'à 35 grammes par litre améliorée par l'usage du bromure de potassium.

Au bout de quelques jours apparaissent des accidents cutanés, bulles de pemphigus. A l'arrivée, 26 août, on constate des cicatrices sur la face à droite et des croûtes sur la joue gauche, les bras et les jambes. Au début du traitement on suspend l'usage du bromure qui a pour résultat de faire réapparaître le sucre, et malgré vingt-cinq jours de traitement, la glycosurie ne subit aucune modification.

Obs. 66. — *Diabète, seconde saison, insuccès.* — Mlle G... Amélioration générale de la santé, les bulles de pemphigus ont complètement cessé après la cure de la Bourboule. Elles ont reparu après un essai de bromure de sodium. Mais la glycosurie a persisté et le sucre s'est élevé à 50 grammes quinze jours après la cessation du traitement. En ce moment, à part l'amaigrissement, l'état est relativement satisfaisant, la glycosurie a persisté et le traitement sous diverses formes ne donne aucun résultat.

		Quantité.	Densité.	Sucre.	Urée.
1880.	30 août.........	1600	1042	70	26,76
	8 septembre...	1350	1041	70	23,34
	20 — ...	1950	1041	80	25,00

Obs. 67. — *Diabète, grande amélioration.* — Mme P..., soixante-cinq ans. Sujette à des érysipèles, à des douleurs musculaires, et à l'eczéma sec. Grande faiblesse et amaigrissement depuis trois mois. Il y a six semaines que la glycosurie a été constatée. En ce moment les urines sont abon-

dantes, l'appétit et la soif exagérés, les dents mauvaises, la vue affaiblie, il existe une cataracte commençante.

		Quantité.	Densité.	Sucre.
1880.	28 juin	2200	1032	44,00
	13 juillet	1350	1029	24,44

OBS. 68. — *Diabète, grande amélioration.* — Mme P... Très améliorée par le dernier traitement, meilleur hiver, moins de faiblesse, moins de soif, pas d'érysipèle pendant l'hiver.

		Quantité.	Densité.	Sucre.
1881.	25 juin	2100	1030	30
	13 juillet	1150	1026	13

OBS. 69. — *Diabète azoturique, grande amélioration.* — M. A..., cinquante-sept ans. Pas d'antécédents goutteux, mais douleurs rhumatismales. Diabète constaté il y a sept ans à la suite d'un très grand chagrin. Amaigrissement, affaiblissement de la vue, urine souvent abondante, mictions fréquentes la nuit; aucun autre signe.

		Quantité.	Densité.	Sucre.	Urée.
1880.	9 juillet	1700	1038	42,00	29,77
	18 —	1000	1032	24,44	»
	27 —	1600	1018	9,10	20,96

OBS. 70. — *Diabète, seconde saison, grande amélioration.* — M. A... Pas d'amélioration par suite de la cure comme énergie physique et morale, douleurs rhumatismales disparues, douleur du bras droit guérie depuis le traitement. Amaigrissement suspendu; malgré tout, l'état général est meilleur que l'an passé. Il y a quinze jours, pendant trois à quatre jours, crachats sanglants, toux, enrouement et douleur thoracique à gauche. Surdité depuis les premiers temps du diabète, paraissant être sous l'influence de la maladie en ce qu'elle augmente lorsque la quantité de sucre s'accroît. Pas de vertiges, rien à la peau, le traitement est interrompu au bout de quatorze jours.

		Quantité.	Densité.	Sucre.	Urée.
1881.	28 juin	1450	1042	55,00	10,88
	6 juillet	1250	1040	36,66	12,66

OBS. 71. — *Diabète, seconde saison dans la même année, amé-*

lioration légère. — M. A... La saison de juillet ayant été un peu courte, le malade se décide à faire une seconde cure en septembre. L'amélioration obtenue a persisté jusqu'alors, il y a eu seulement un peu d'amaigrissement depuis une quinzaine de jours. Il y a quelques jours, à la chasse, est survenu brusquement un affaiblissement du côté gauche du corps, assez marqué pour gêner la marche et accompagné de céphalalgie, il n'y a pas trace de cet accident actuellement, la surdité paraît seulement avoir augmenté.

		Matin.	Soir.
1881. 4 septembre...	Sucre......	32,00	30,00
	Urée.......	14,21	10,66
16 — ...	Sucre......	30,00	28,00
	Urée.......	18,63	16,31

Un peu de fatigue au départ.

Obs. 72. — *Diabète, quatrième saison, insuccès.* — M. A... Bon hiver; le bien-être dure jusqu'à la fin de mars; pendant ce temps, l'eau de la Bourboule transportée a été prise deux fois, pendant trois semaines chaque fois, avec l'usage simultané des douches froides. Depuis le mois d'avril, l'affaiblissement a reparu avec accès de fièvre. Les accidents cérébraux ne se sont pas renouvelés, mais les facultés génitales diminuent : douleurs dans les membres et eczéma limité de la cuisse gauche, correspondant avec l'extrémité du pénis. A la fin de la cure, cet eczéma, attribué par le malade à l'irritation causée par le liquide sucré, avait notablement diminué.

	Quantité.	Densité.	Sucre.	Urée.
1882. 19 juillet........	1350	1038	37,5	10,30
7 août.........	1700	1029	40,0	6,87

Obs. 73. — *Diabète, cinquième saison, amélioration.* — M. A... Résultat satisfaisant jusqu'au mois d'avril dernier. A ce moment, refroidissement suivi de bronchite grave; l'eczéma de la cuisse reparaît, ainsi que les principaux symptômes du diabète.

	Quantité.	Densité.	Sucre.	Urée.
1883. 22 juin.........	1500	1035	42,0	11,75
2 juillet.......	1750	1020	14,5	12,59
14 —	2800	1018	16,0	6,45

L'aggravation qui s'est produite les derniers jours est attribuée par le malade à une violente émotion.

Obs. 74. — *Glycosurie, grande amélioration.* — Mme R..., cinquante-sept ans, diabétique depuis cinq ans, sujette aux rhumatismes. Diminution des forces ; soif vive ; 75 grammes au début, puis 0 ; quantités de glycose très variables. Dents mauvaises et vue fatiguée depuis longtemps. Peu de soif en ce moment ; transpirations excessives, bouche sèche, pharyngite granuleuse.

		Quantité.	Densité.	Sucre
1880.	26 juillet	900	1040	23,3
	4 août	1350	1021	9,5
	17 —	975	1031	9,1

Obs. 75. — *Diabète, très grande amélioration.* — M. M..., soixante ans environ. Grandes fatigues, excès de travail et chagrins. Diabétique depuis plusieurs années, bien que le sucre n'ait été constaté qu'il y a deux ans. Actuellement, affaiblissement considérable, face rouge et vultueuse, paupières bouffies, dents perdues. Pas d'anthrax ni de furoncles. Faiblesse respiratoire au sommet droit, et submatité en avant et en arrière ; aphonie complète.

		Quantité.	Densité.	Sucre.
1880.	30 juillet	1900	1030	40,0
	5 août	2200	1028	18,0
	14 —	1850	1011	2,4

Obs. 76. — *Glycosurie, amélioration.* — M. G..., cinquante-deux ans. Glycosurique depuis longtemps, peut-être une dizaine d'années ; la maladie n'a été reconnue qu'il y a cinq ans. Elle est du reste intermittente, et cède assez facilement au régime et à l'usage de l'eau de Vichy ; elle a reparu récemment, à la suite d'une opération chirurgicale assez sérieuse.

1880.	7 août	Matin	1,8	Soir	2,0
	29 —	—	1,5	—	1,8

Obs. 77. — *Diabète azoturique, très grande amélioration.* — M. B..., quarante et un ans. Affection cutanée il y a quatre ans, avec douleurs et perte des forces. Glycosurie reconnue il y a deux ans, et améliorée par le régime et la glycérine, à

la dose d'une cuillerée à soupe par jour. Actuellement, sucre peu abondant, mais urée en excès; vue troublée, furoncles, dents ébranlées, forces perdues.

		Quantité.	Densité.	Sucre total.	Urée totale.
1880.	15 août.......	2050	1031	28,70	53,98
	27 —	2100	1023	8,82	48,34
	7 septembre.	1950	1020	0,00	37,03

Le malade a pu, pendant le cours du traitement, prendre la densité des urines jour par jour et les analyser; plusieurs fois le sucre est descendu à 0. Les densités des urines, avant le traitement, étaient, pour les urines de la digestion, de 1020 à 1030, et pour celles du matin, de 1030 à 1032; sous l'influence du traitement, elles sont descendues à 1022 et 1020.

Tableau des densités.

Dates.	Urines du matin.	Urines de la digestion.	Sucre par litre.
14 août.........	1032	1029	»
15 —	1036	1029	10,04
16 —	1030	»	»
18 —	1028	»	»
19 —	1026	»	»
20 —	1025	1026	»
21 —	1024	1025	»
23 —	1022	»	»
26 —	1021	1024	»
27 —	1020	1023	4,2
28 —	1019	1022	Pas de sucre.
30 —	»	1026	
2 septembre.....	»	1027	Traces.
3 —	1020	»	0,0
4 —	1019	1022	»
5 —	1019	1026	Traces.
6 —	1020	1022	0,0

Obs. 78. — *Glycosurie, état stationnaire.* — M. B..., trente-sept ans. Glycosurie remontant à environ dix-huit mois, caractérisée par une perte des forces, malgré un appétit constant et de bonnes digestions, ainsi que par une soif vive. Peu de sucre en ce moment.

		Quantité.	Densité.	Sucre.
1880.	19 août................	1050	1026	2,7
	29 —	1100	1029	6,1
	5 septembre...........	1325	1027	2,5

OBS. 79. — *Diabète, amélioration notable.* — Madame H..., quarante-huit ans. Diabète reconnu il y a six ans, probablement plus ancien d'un an ou deux. Pas d'origine goutteuse; la maladie paraît être causée par un excès de fatigue. Actuellement, affaiblissement général, pas d'amaigrissement, fatigue de la vue; rien à la peau en ce moment, quoiqu'il y ait eu successivement trois anthrax et des démangeaisons au pubis. Soif modérée et urines peu abondantes, bien que la quantité de sucre se soit élevée jusqu'à 80 grammes par litre. Bronchites fréquentes l'hiver.

		Quantité.	Densité.	Sucre.	Urée.
1881.	19 juin........	1450	1025	22,78	21,04
	1er juillet.....	2000	1017	10,00	12,57
	10 —	1500	1018	12,00	14,20

OBS. 80. — *Diabète, seconde saison, très grande amélioration.* —Madame H... Bon résultat de la saison, surtout au point de vue des démangeaisons. Chagrins à plusieurs reprises, amenant des rechutes de la glycosurie. Moins de toux et d'expectorations, sommets en bon état, ménopause depuis trois mois.

		Quantité.	Densité.	Sucre.	Urée.
1882.	11 juillet........	2850	1040	55,0	9,31
	20 —	2500	1024	15,6	12,59
	4 août.........	2700	1027	24,4	13,74

OBS. 81. — *Diabète, amélioration notable.* — Mme P..., soixante-cinq ans. Diabète depuis plusieurs années, reconnu en 1875, après une attaque de gravelle accompagnée de très fortes douleurs de reins et d'accidents nerveux. Le sucre s'élevait à 40 ou 50 grammes, et fut ramené assez rapidement à 12 par un traitement à Vichy. En ce moment, vue affaiblie, prurigo génital, état névropathique, douleurs lombaires.

		Quantité.	Densité.	Sucre.	Urée.
1881.	22 juin.......	2300	1029	42,00	9,12
	2 juillet......	2150	1027	27,50	10,85
	14 —	2200	1030	30,00	7,95

Diarrhée les derniers jours; la troisième analyse est faite dans de mauvaises conditions.

Obs. 82. — *Glycosurie, amélioration légère.* — M. D..., cinquante-six ans. Diabétique depuis quatre ans; 57 grammes de sucre par litre à la première analyse. Modifié par la valériane, les eaux de Forges, de Pougues, etc. En général les urines sont peu abondantes. Vertiges autrefois traités par l'iodure de potassium à haute dose. Actuellement, affaiblissement, somnolence et fatigue, forces génitales persistantes, quoique à un moindre degré; gencives et dents en bon état; vue affaiblie, congestion de l'œil droit, surdité, douleurs dans le bras droit.

		Quantité.	Densité.	Sucre.	Urée totale.
1881.	29 juin........	1450	1017	traces.	23,96
	17 juillet......	1050	1030	»	23,07

Obs. 83. — *Diabète, grande amélioration.* — Madame de F..., cinquante-neuf ans. Diabétique depuis huit ans, à la suite de chagrins, traitée cinq à six ans ans à Vichy. Bon état maintenant, sauf accès de fièvre périodique revenant tous les quinze jours. Pas de gingivite, mais chute des dents qui sont friables, et se perdent sans causer de douleurs.

1881.	11 juillet.....	Matin....	46,0	Soir....	38,33
	30 —	—	17.6	—	4,8

Obs. 84. — *Diabète azoturique, très grande amélioration.* — M. L..., soixante ans. Diabétique depuis plusieurs années avec intermittences. Traité à Vichy les années précédentes. Cet hiver, plusieurs bronchites compliquées de pleurésie et de dyspnée asthmatique. L'eau de la Bourboule, prise à domicile, fait disparaître le sucre. Actuellement, soif modérée, mais grand affaissement moral et physique; suite de chagrins. Pas de bronchite.

		Quantité.	Densité.	Sucre.	Urée.
1881.	7 juillet.......	1950	1032	25,55	17,73
	17 —	2000	1041	0	29,40
	26 —	1100	1041	0	»

Obs. 85. — *Diabète, seconde saison, amélioration notable.* — M. L... Après la dernière saison, bon état tout l'hiver, sauf

quelques douleurs dans la région du foie. Pas de bronchites l'hiver. En ce moment, aucun signe de bronchite ; soif modérée.

		Quantité.	Densité.	Sucre.	Urée.
1882.	4 septembre....	1550	1029	18,5	18,00
	14 —	1650	1020	4,5	13,50
	24 —	2000	1023	6,0	5,91

Le 4 octobre, après dix jours de séjour au lit, pour une petite plaie à la jambe, la proportion du sucre ne s'est pas élevée, car l'urine contient 3gr,6 le matin, et 6 grammes le soir.

Obs. 86. — *Diabète, troisième saison, amélioration notable.* — M. L... Bon état l'hiver après la cure; moins de bronchite et de dyspnée; augmentation du sucre par défaut d'exercice, et absence de régime.

		Quantité.	Densité.	Sucre.	Urée.
1883.	28 août.........	1850	1028	22,0	17,17
	7 septembre...	1900	1022	8,4	16,30
	26 — ...	1900	1021	6,5	14,66

Mort en décembre 1883, à la suite d'une pneumonie.

Obs. 87. — *Diabète azoturique, très grande amélioration.* — M. L..., cinquante-deux ans, malade depuis 10 à 15 ans. Grandes fatigues, et maladie nerveuse il y a sept ans, à la suite de laquelle on découvre le sucre dans les urines, à la dose de 70 grammes par litre. La glycosurie s'améliore assez rapidement par l'usage de l'eau de Vichy, mais revient deux à trois fois par an. Il y a trois ans, agitation nerveuse très marquée et azoturie. Actuellement, il y a 30 grammes de sucre par litre. Avec l'eau de Vichy, cette quantité s'abaisse à 15 grammes. Maux de tête fréquents, diplopie, eczéma arthritique.

		Quantité.	Densité.	Sucre total.	Urée totale.
1880.	13 juillet.......	1600	1033	32,00	40,09
	23 —	1150	1032	18,00	20,85
	1er août.......	1250	1025	3,12	21,55

Obs. 88. — *Diabète azoturique, très grande amélioration.* — M. L... Après la Bourboule, la diminution de sucre a duré deux à trois mois. Il ne s'est produit rien de particulier, qu'une éruption papuleuse assez étendue au retour des

eaux. Pendant l'hiver, l'eau de la Bourboule transportée a été employée plusieurs fois, et chaque fois elle a amené, au bout de dix jours, la diminution du sucre et de l'urée, alors qu'un traitement par l'eau de Vichy ne donnait aucun résultat.

		Quantité.	Densité.	Sucre.	Urée.
1881.	9 juillet......	2050	1031	17,05	18,26
	17 —	1900	1029	16,05	25,22
	30 —	2000	1022	2,55	25,08

		Matin.	Soir.
8 juillet.......	Sucre.......	15,00	13,00
	Urée........	21,51	18,21
16 —	Sucre.......	20,00	18,4
	Urée........	21,19	11,15
22 —	Sucre.......	10,00	14,3
	Urée........	21,19	11,15
29 —	Sucre.......	2,3	3,2
	Urée........	26,7	27,3

On peut constater d'après ce tableau qu'à l'arrivée et dans la première moitié du traitement l'urine du matin contient plus de sucre et plus d'urée que l'urine du soir et qu'au départ la proportion est renversée et revenue à l'état normal.

Obs. 89. — *Diabète, gravelle, hématurie, amélioration notable.* — M. M..., cinquante-sept ans. Origines goutteuses, gravelle, dyspepsie traitée il y a dix-sept ans à Vichy, hématuries fréquentes, diabète découvert il y a six à sept ans. Affaiblissement, soif vive, appétit modéré. Râles sous-crépitants aux deux bases, surtout à gauche, foie volumineux, prurigo sur les bras.

		Quantité.	Densité.	Sucre.
1881.	13 juillet...............	2400	1025	20,9
	19 —	1850	1021	12,2
	28 —	2400	1015	3,33

Obs. 90. — *Diabète, seconde saison, amélioration notable.* — M. M.... Après la Bourboule, pas d'hématurie jusqu'en février, à ce moment l'hématurie a reparu assez abondante, et s'est reproduite à plusieurs reprises. Digestions et état général meilleurs que l'an passé ; il existe pourtant encore des râles sous-crépitants aux bases.

		Quantité.	Densité.	Sucre.	Urée.
1882.	6 juillet.......	2450	1032	27,7	13,9
	15 —	2400	1022	15,5	14,50
	24 —	2109	1017	4,19	17,17

Obs. 91. — *Diabète, troisième saison, amélioration.* — M. M... Bonne santé tout l'hiver, pas de bronchite, pas d'hématuries, état général meilleur, urines plus colorées, pas de râles aux deux bases.

		Quantité.	Densité.	Sucre.	Urée.
1883.	5 juillet........	2400	1033	32,0	14,77
	14 —	2650	1026	27,5	8,79
	23 —	3800	1021	15,0	9,38

Obs. 92. — *Diabète, amélioration, quatrième saison.* — M. M... Amélioration maintenue jusqu'en avril, à ce moment le sucre ayant augmenté, le malade est soumis au traitement par le bromure de potassium. Fin d'avril, plaque gangréneuse au pied droit de trois mois de durée. Douleurs rénales et lombaires plus fortes, accompagnées presque toujours d'hématurie. Pas de toux, mais douleurs dorsales, quelques râles sous-crépitants aux bases.

		Quantité.	Densité.	Sucre.	Urée.
1884.	6 juillet.......	2500	1030	31,42	12,47
	15 —	2400	1022	20,00	11,15
	24 —	2500	1016	10,00	»

Obs. 93. — *Polyurie, légère amélioration.* — M. l'abbé S..., soixante-deux ans. Pas d'antécédents goutteux, douleurs rhumatismales depuis plusieurs années, polyurie datant de dix-huit mois, s'élevant jusqu'à six à sept litres dans les vingt-quatre heures. Il n'y a jamais eu de sucre et les pertes d'urée ont toujours été modérées : en dernier lieu 5 à 6 grammes d'urée et trois litres d'urine. Récemment catarrhe pulmonaire et palpitations cardiaques. Amélioré par les douches froides, aucun résultat par la valériane, l'ergotine et le quinquina, non plus que par l'eau de la Bourboule transportée.

		Quantité.	Densité.	Urée p. 1000.
1882.	10 juin.................	2900	1012	6,45
	19 —	2500	1011	7,04
	27 —	2500	1010	4,70

Obs. 94. — *Diabète, amélioration.* — M. C..., cinquante ans. Laryngite depuis deux ans, maux d'yeux, impetigo nasal, diabète depuis l'hiver dernier; furoncles, gingivite expulsive. Actuellement affaiblissement général, troubles de la vue, soif et polyurie.

1881.	13 juillet......	Matin....	46	Soir.....	46
	19 —	—	40	—	33
	2 août.......	—	15,3	—	33

Obs. 95. — *Diabète, insuccès.* — M. C..., quarante ans. Diabète depuis huit à dix mois, à la suite de chagrins, 13 grammes et demi au début. Amaigrissement, insomnies, mictions fréquentes la nuit, perte des facultés génitales. Gencives saignantes, ni trouble de la vue, ni furoncles. Soif vive, appétit médiocre.

		Quantité.	Densité.	Sucre.	Urée.
1881.	25 août........	1400	1031	38,33	13,85
	3 septembre ..	2300	1030	22,5	9,41
	15 — ..	1700	1030	36,0	13,20

Résultat nul au point de vue de la diminution du sucre et de l'urée, comme on peut le vérifier en calculant le chiffre total, pourtant le malade prétend avoir moins de soif, l'appétit meilleur, et accuse une augmentation de poids de 2 kilogrammes.

Obs. 96. — *Glycosurie, amélioration très marquée.* — Miss D..., soixante ans. Douleurs rhumatismales depuis l'enfance, portant principalement sur les grosses articulations, quelques douleurs vagues dans les petites jointures des orteils et des doigts; peu de déformations sauf à l'index droit. Traitée plusieurs années avec amélioration aux eaux de Buxton. Il y a sept ou huit ans que la glycosurie a été reconnue. Actuellement eczéma de la face, surtout sur les régions sourcilières, grande faiblesse et perte des dents.

1882.	22 mai......	Matin.....	52,5	Soir.....	44,0
	4 juin......	—	10,9	—	27,5
	14 —	—	21,0	—	14,6

Obs. 97. — *Diabète, amélioration notable.* — Mme B..., soixante-six ans. Affaiblissement, gravelle, prurigo pudendi.

	Sucre p. 1000.
1882. 30 juin........................	50 grammes.
15 juillet........................	3 —

Obs. 98. — *Diabète non encore traité, amélioration.* — M. J... Arthrite sèche du genou droit avec craquements et douleurs dans les mouvements. Le malade accuse en même temps de la dyspepsie, un grand affaiblissement, une soif très vive et des urines abondantes, environ trois litres par vingt-quatre heures. L'examen des urines donne les résultats suivants :

	Sucre p. 1000.	
1882. 6 juillet........	44,0	
16 —	28,5	
24 —	28,7	Urines moins abondantes.

Obs. 99. — *Glycosurie, amélioration.* — M. D..., quarante-neuf ans, herpétique, atteint d'ichthyose, sujet depuis plusieurs années à des accidents nerveux amenant des syncopes et des accès épileptiformes. Affaiblissement progressif et glycosurie, eczéma des deux jambes.

1882. 10 août......	Matin......	3,57	Soir......	8
27 —		traces.		

Obs. 100. — *Diabète, amélioration.* — M. H..., soixante-cinq ans, diabétique depuis dix ans, traité successivement pendant quatre ans à Vals et trois ans à Vichy. La quatrième saison de Vals et la troisième de Vichy amènent de la fatigue. Actuellement erythème prononcé de la face, affaiblissement général, chute des dents, diminution des facultés visuelle et auditive, susceptibilité catarrhale.

	Quantité.	Densité.	Sucre.	Urée.
1882. 10 août.........	1975	1020	11,5	9,16
22 —	1800	1019	10,5	5,86
28 —	1650	1021	9.0	16,56

Au milieu de la cure, diarrhée catarrhale avec embarras gastrique qui modifie le chiffre de l'urée.

Obs. 101. — *Glycosurie, amélioration notable.* — M. D..., quarante-sept ans, sujet au psoriasis depuis plus de vingt ans. Frère atteint de la même maladie. Glycosurie depuis six mois, améliorée par le régime et par l'usage de l'eau de Pougues.

1882.	15 août......	Matin..	7,5	Soir..	8
	24 —	— ..	5,5	— ..	22
	11 septembre.	— ..	traces.	— ..	traces.

Fait intéressant en ce que le malade a cessé l'usage du pain de gluten, auquel il était soumis antérieurement à la cure, le premier effet de cette modification au régime a été d'augmenter le sucre alimentaire, qui a ensuite rapidement diminué.

Obs. 102. — *Glycosurie, amélioration.* — M. M..., quarante-trois ans, glycosurique depuis deux ans. Accidents pulmonaires depuis six mois ; hémoptysie, toux, etc. Actuellement état général excellent, en désaccord absolu avec les signes locaux, il existe en effet de la matité et des bruits cavitaires au sommet gauche en avant ; les signes physiques sont moins marqués en arrière. Pas de symptômes de diabète.

		Quantité.	Densité.	Sucre.
1883.	7 juillet............	1250	1020	2 gr.
	28 —	1700	1020	0

Obs. 103. — *Diabète, amélioration.* — Mme E..., quarante-six ans. Très bonne santé. Émotions vives et chagrins. Depuis un an, grand affaiblissement coïncidant avec une soif vive, de la polyurie. L'examen des urines révèle une quantité énorme de sucre, 87 grammes par litre le matin. Ce chiffre s'est abaissé rapidement grâce à un régime très sévère, il était descendu à 13 grammes il y a quelques jours.

1883. 15 juin..... Urine mixte........... 14,65

		Quantité.	Densité.	Sucre.	Urée.
	26 —	1650	1024	12,5	16,42
	29 —	Matin............		6,5	
	3 juillet...	—		6,0	

Obs. 104. — *Diabète, seconde saison, amélioration.* — Mme E... Assez bon hiver, traitée à Londres par Pavy (phosphates et noix vomique). Plus tard, a suivi une cure hydro-

thérapique et à l'intérieur l'eau oxygénée. Actuellement assez bien, pas de perte de poids sur l'an passé malgré l'augmentation de la glycose.

1884. 19 juin.........	Matin....	27	Soir....	44,0
28 —	—	18	—	31,5
8 juillet.......	—	11		

L'urine du soir n'a pas été recueillie.

Obs. 105. — *Diabète, amélioration.* — Mme E... Grandes fatigues et émotions, dans ces derniers mois sucre un peu remonté.

1885. 18 juin.......	Matin....	27,5	Soir....	34,2
27 —	-	19,6	—	31,0
8 juillet.....	—	16,2	—	22,5

Obs. 106. — *Diabète, quatrième saison, amélioration.* — Mme E... Même état, grâce au régime et aux toniques, il reste toujours une grande tendance à la faiblesse et à la fatigue physique et intellectuelle, pas d'amaigrissement. Saison l'été dernier à Aix, sans résultat.

1887. 3 juin......	Matin....	28,75	Soir....	21.0
12 —	—	18,00	—	10,0
22 —	—	7,80	—	9,5

Obs. 107. — *Diabète, très grande amélioration.* — M. G..., cinquante-cinq ans. Glycosurie ancienne avec augmentation récente. Le sucre s'élève jusqu'à 40 grammes par litre ; cette quantité n'est pas modifiée par l'eau de Vichy, mais diminue par la vie active, l'absence de préoccupations et l'usage des douches froides. La quantité des urines s'élève à 3 ou 4 litres par jour.

		Quantité.	Sucre.	
1883. 22 juin.....		1800	21	
23 —	Matin....	6,5	Soir....	5,5
26 —	—	4,3	—	3,3
9 juillet...	—	0	—	traces.
14 — ...	—	0	—	0

Obs. 108. — *Diabète, très grande amélioration.* — M. G... La disparition du sucre produite par la dernière cure ne dure guère plus d'un mois. L'eau de la Bourboule trans-

portée employée pendant l'hiver fait baisser le sucre, mais d'une façon moins complète. Le sucre est remonté à 30 grammes et plus, pourtant les forces sont conservées. Rien à noter qu'une plaie de jambe de six semaines de durée, en ces derniers temps des sueurs nocturnes très abondantes, et la chute successive des dents.

	Quantité.	Densité.	Sucre.
1884. 2 juillet.......	2300	1030	30
11 —	Matin.....	23 Soir.....	42
12 —	—	11 —	10
25 —	1750	»	10

Obs. 109. — *Diabète, troisième saison, amélioration.* — M. G... Plus fatigué cet hiver, le sucre s'est élevé à 40 grammes et une fois à 90 grammes. Amaigrissement, toux et bronchite l'hiver, tendance congestive, réflexes abolis.

	Quantité.	Densité.	Sucre.	
1885. 22 juin.........	2700	1028	19,0	Albumine en quantité notable.
2 juillet.......	2500	1024	13,3	
13 —	1950	1030	19,0	Albumine, traces.

Des analyses partielles sur les urines du matin et du soir ont donné :

22 juin.............	Matin.....	28,3	Soir.....	21
2 juillet...........	—	14,6	—	6

Obs. 110. — *Diabète, amélioration.* — M. G... Pas de saison thermale depuis deux ans. Le sucre est resté abondant et a résisté à tous les traitements essayés, pourtant la santé générale est conservée, l'amaigrissement n'a pas fait de progrès, la vigueur musculaire et les réflexes sont réapparus. L'an passé il y a eu quelques poussées eczémateuses et des adénites axillaires ; l'albumine persiste en petite quantité.

	Quantité.	Densité.	Sucre.	Albumine.
1887. 11 août.........	1950	1032	42,0	0,30
21 —	2925	1022	15,7	0,20
31 —	2000	1028	16,8	Traces non dosables

Obs. 111. — *Glycosurie, état stationnaire.* — Mme C..., cinquante-cinq ans, non réglée depuis cinq ans. Grands cha-

grins il y a un an, soif vive depuis cinq à six mois coïncidant avec une diminution des forces. La première analyse est du 27 janvier et donne 10,42 de densité, 44 grammes de glycose par litre et des urines très abondantes; amélioration par les prises de Roussin; la deuxième analyse donne 37, enfin une dernière analyse donne 7,80 après avoir fait usage du pain de seigle. Actuellement assez bon état, pas de furoncles, quelques démangeaisons au cou, bourdonnements d'oreille.

1883.	8 juillet.....	Matin.....	8,4	Soir.....	32,8
	30 —	—	0	—	40,8

Obs. 112. — *Glycosurie, amélioration notable.* — Mme B..., cinquante ans. Diabète depuis peut-être un an, plus marqué depuis deux mois. La première analyse donne 45 grammes de glycose par litre qui n'ont baissé qu'à 41 grammes après cinq semaines de traitement par l'eau de Vichy; celle-ci est d'ailleurs mal supportée. Attaques d'asthme qui ont déjà nécessité une cure à la Bourboule.

		Quantité.	Densité.	Sucre.	Urée.
1883.	21 juillet........	1250	1022	5	15,25
	30 —	1900	1015	0	13,39
	8 août..........	1200	1018	0	17,17

Obs. 113. — *Diabète azoturique, amélioration.* — M. F..., cinquante-quatre ans, bien portant jusqu'à l'hiver dernier. Les premiers signes du diabète remontent au mois de décembre 1882 : il y avait 170 grammes de sucre par jour au début, cette quantité est descendue à 0, puis à 13 grammes par le régime et les alcalins. Actuellement soif modérée, peu de signes généraux du diabète, mais complications pharyngo-bronchiques, susceptibilité catarrhale, pharyngite granuleuse, toux, matité légère au sommet droit, expiration soufflante sans râles.

		Quantité.	Densité.	Sucre.	Urée.
1883.	26 juillet......	1820	1022	3,1	24,42
	18 août........	1610	1020	3,0	22,00

Obs. 114. — *Diabète, amélioration.* — M. M..., soixante ans. Diabète depuis six ans, débutant par une soif vive et une grande débilité, 15 à 16 grammes par litre. Traité à Vichy, qui ne

produit aucune amélioration tant au point de vue général qu'au point de vue local, malgré quatre saisons consécutives. Actuellement, eczéma de l'aisselle des deux côtés, névralgie et furoncle au bras gauche, l'urine s'élève parfois jusqu'à 3 litres par jour.

	Quantité.	Densité.	Sucre.	Urée.
1883. 3 août.........	1400	1036	31,4	17,17
20 —.........	1200	1027	23,0	24,60

Obs. 115. — *Diabète, amélioration.* — M. G..., soixante-huit ans. Diabète, suite de chagrins depuis 1856, traité deux fois à Vichy, l'an passé à Royat (25 à 30 grammes). Soif très vive, insomnie par la fréquence des mictions, vue troublée depuis un an sans catarrhe, pas de bronchite, rien à la peau.

	Quantité.	Densité.	Sucre.
1883. 14 août....................	1800	1024	21
25 —....................	1600	1020	12

Obs. 116. — *Glycosurie, amélioratiou.* — Mme D..., quarante-six ans. Diabète depuis deux ans, découvert à la suite d'accidents de gingivite expulsive. Soif vive, perte des forces, un peu d'urticaire. Un régime très sévère amène la diminution de la glycosurie.

1883. 21 août.........	Matin....	7,3	Soir....	2,7
27 —.........	—	6,5	—	3,0
3 septembre....	—	2,0	—	»

Obs. 117. — *Diabète, amélioration notable.* — Mme D..., cinquante-huit ans. Père diabétique, pas de goutte dans la famille. Atteinte d'eczéma l'hiver dernier. Le diabète n'a été reconnu qu'il y a six mois, et le sucre a été dosé pour la première fois il y a huit jours; l'urine contenait 34 grammes de sucre et 18,40 grammes d'urée par litre avec un seul litre de liquide. En ce moment, eczéma des oreilles et des conduits auditifs, vives démangeaisons vulvaires, dents tombées, pas de furoncles; appétit et soif très marqués.

	Quantité.	Densité.	Sucre.	Urée.
1883. 15 août.........	1500	1033	28,5	19,30
22 —.........	1225	1030	35,0	19,46
29 —.........	1200	1030	22,0	22,50

Obs. 118. — *Diabète héréditaire, amélioration notable.* — Mme B..., quarante-six ans, fille de la précédente. Depuis sept ans, tendance aux syncopes, à l'affaiblissement et à différents malaises, perte des dents, démangeaisons au pubis. La première analyse a donné 76,5, la dernière il y a quelques jours, le 10 août, sur 1 litre 3/4 d'urine a révélé 60,75 grammes de sucre et 21,20 grammes d'urée par litre.

	Quantité.	Densité.	Sucre.	Urée.
1883. 15 août........	1680	1044	50	20,00
22 —	1450	1035	30	20,61
29 —	1550	1035	32	19,46

Obs. 119. — *Diabète, très grande amélioration.* — Mme P..., cinquante ans, non réglée, mère rhumatisante, diabétique depuis quatre ans, améliorée par la valériane et l'exercice, qui amènent la disparition du sucre. Récemment réapparition du sucre à la dose de 40 grammes par litre. Peu de signes de diabète, sauf la gingivite expulsive, la sécheresse de la bouche et la polyurie.

	Quantité.	Densité.	Sucre.	Urée.
1883. 23 août........	1600	1035	46	17,17
31 —	1550	1032	25	21,75
9 septembre...	1500	1023	9	20,85

Une dernière analyse, le 11 septembre, fait constater l'absence totale de sucre.

Obs. 120. — *Diabète, amélioration très marquée.* — M. P..., quarante-cinq ans. Pas d'antécédents goutteux. Diabète constaté il y a trois mois. Fatigue et affaiblissement, facultés génitales intactes, mais soif vive, gingivite, embonpoint modéré.

	Quantité.	Densité.	Sucre.	Urée.
1883. 23 août.........	1600	1033	31,4	12,59
31 —	1600	1024	15,0	18,32
9 septembre...	1750	1019	0	18,60

Obs. 121. — *Diabète, très grande amélioration.* — M. R..., soixante-deux ans. Accès de goutte à plusieurs reprises, en ce moment douleurs de rhumatisme vague. Diabétique depuis dix ans, amélioré pendant plusieurs années consé-

cutives à Vichy. La dernière cure faite il y a deux ans n'a produit aucun résultat, le sucre reste à la dose de 40 grammes. Hydrothérapie à Royat l'an passé. Vue affaiblie depuis deux mois, sans catarrhe, soif vive, vertiges, rien à la peau.

	Quantité.	Densité.	Sucre.
1883. 6 septembre...........	2350	1030	30,0
13 —	1650	1023	12,2
23 —	1650	1018	4,5

Obs. 122. — *Diabète, très grande amélioration.* — M. F..., quarante-neuf ans. Pas d'origines goutteuses mais douleurs rhumatismales, à plusieurs reprises, hémorrhoïdes anciennes très fluentes, disposition à l'asthme. Glycosurique depuis le mois de mars de l'an passé, sans cause appréciable. Soif vive, polyurie, perte des facultés génitales ; rien à la peau. Traité par le bromure de potassium, l'arseniate de soude et d'antimoine et en dernier lieu la strychnine et l'eau de la Bourboule. Le maximum de glycose a été de 59 grammes par litre, le minimum de 11 grammes sur plusieurs litres d'urine.

	Quantité.	Densité.	Sucre.
1884. 3 juin.................	1500	1029	17,0
9 —	1600	1022	5,5
20 —	1450	1022	4,0

Obs. 123. — *Diabète, seconde saison, grande amélioration, progrès sur l'an passé.* — M. F... L'amélioration obtenue par la dernière cure persiste jusqu'en octobre. Depuis ce moment le sucre est remonté à 20 grammes en moyenne, sauf en novembre où après une émotion il atteint 41 grammes. La quantité d'urine est restée au-dessous d'un litre et demi. Pertes hémorrhoïdales abondantes cet hiver ; les douleurs rhumatismales ont disparu, la dyspnée asthmatique a notablement diminué. Les réflexes rotuliens sont presque entièrement abolis surtout à droite.

	Quantité.	Densité.	Sucre.
1885. 27 mai................	1200	1027	12,50
7 juin................	1500	1024	7,00
16 —	1400	1025	6,07

Obs. 124. — *Diabète, amélioration, tendance à la guérison.*

— M. F... Progrès maintenu pendant tout l'hiver, le sucre n'a jamais dépassé 15 grammes, il est en moyenne aux environs de 5 grammes et est tombé une fois à 2,5 grammes. Pas d'hémorrhoïdes ni de rhumatismes, pas de bronchite, mais seulement un peu de dyspnée, depuis huit jours bronchite aiguë, en ce moment peu de toux et d'expectoration, signes d'emphysème et de bronchite légère. Amaigrissement, transpirations excessives, urines peu abondantes.

		Quantité.	Densité.	Sucre.
1886.	1er juin	1150	1024,0	3,6
	11 —	1650	1017,5	2,0
	21 —	1650	1018,0	1,4

Les transpirations ont cessé et les urines présentent de ce fait une légère augmentation ; la bronchite est guérie au départ.

Obs. 125. — *Diabète, progrès sur l'an passé, amélioration des plus nettes.* — M. F... Au bout de plusieurs mois la quantité de sucre s'est relevée à 7 ou 8 grammes malgré le régime, et est allée jusqu'à 15 grammes récemment. Pas de bronchite depuis l'an passé, douleurs et gonflement de la gaine des tendons de la cheville droite.

		Quantité.	Densité.	Sucre.
1887.	23 juin	1400	1025	4,5
	3 juillet	1300	1021	1,6
	13 —	1350	1020	traces.

Obs. 126. — *Glycosurie, amélioration.* — M. P..., soixante ans. Père mort probablement de diabète, pas d'antécédents goutteux. Il y a quatre ans, accès de colique néphrétique, deux saisons à Vichy. Deux ans plus tard, apparition de diabète léger, sans soif, ni polyurie et aucun autre signe qu'un peu de faiblesse des jambes et de diminution de la vue. Plusieurs cures à Vichy font abaisser facilement le chiffre de glycose à 0. Eczéma du cuir chevelu, peu prononcé depuis cinq ans.

		Quantité.	Densité.	Sucre.
1884.	23 juin	1750	1024	4,4
	11 juillet	»	»	0

Obs. 127. — *Glycosurie, amélioration.* — M. P... Bon

sultat de la saison, eczéma atténué, mais reparu au printemps, glycosurie maintenue, œdème des malléoles, rien au cœur, pas d'albumine.

	Sucre.
1885. 24 juin	1,6
9 juillet	0

Obs. 128. — *Glycosurie, troisième saison, grande amélioration.* — M. P... Bon hiver, disparition de l'œdème malléolaire, qui ne s'est pas représenté. Encore un peu d'eczéma du cuir chevelu, sucre augmenté par absence de régime,

1886. 21 juin	Urine mixte	24,0
28 —	—	3,7
8 juillet	—	traces.

Le malade a suivi un peu de régime pendant son traitement.

Obs. 129. — *Glycosurie, amélioration notable.* — M. P..., eczéma moins marqué, pas d'œdème, activité conservée, glycosurie persistante, mais très bon état de santé générale,

1887. 19 juin	Matin	12,5	Soir	23,8
28 —	—	0	—	0
6 juillet	—	0	—	5.0

écart de régime le dernier jour.

Obs. 130. — *Diabète, amélioration.* — M. G..., soixante-cinq ans. Diabétique depuis trois ans, bronchites depuis cinq ans, ni goutte, ni rhumatisme, rien à la peau. Affaiblissement modéré, pas de gingivite, vue conservée, un peu d'amaigrissement, bouche sèche, soif vive et urines abondantes. Deux cures à Pougues ont donné un bon résultat la première année, moins bon la seconde.

	Quantité.	Densité.	Sucre.	Urée.
1884. 24 juillet	1900	1030	28	9,09
3 août	2300	1028	19	10,85
11 —	Matin. 13,6	Soir. 20	Moyenne.	16,95

Obs. 131. — *Diabète, amélioration notable.* — M. G... Après la Bourboule, bon état jusqu'en janvier ; le sucre reste à environ 15 gammes ; la sécheresse de la bouche est moins marquée. Cette sécheresse est revenue à la suite de fatigues après Pâques. Actuellement, plus de forces et meilleur état

que l'an passé, un peu de toux le matin. Signes de congestion pulmonaire et râles fins à la base gauche, réflexes persistants, mais peu prononcés.

1885.	3 juillet..........	Urine mixte........	19,60
	22 —	—	4,36

Obs. 132. — *Diabète, amélioration.* — M. G... Très bon résultat de la dernière cure : les urines sont restées abondantes, et il y a toujours de la sécheresse de la bouche. État dyspeptique assez marqué cet hiver, plus prononcé depuis quelques jours.

1886.	22 juillet............	Urine mixte.........	35
	8 août..............	—	15

Le traitement a été assez pénible, le malade n'a pu prendre que l'eau en boisson et a dû suspendre à plusieurs reprises. Mort rapide après le traitement, probablement par étranglement interne.

Obs. 133. — *Diabète, très grande amélioration.* — Mme R..., cinquante ans. Ménopause il y a sept ans. Famille arthritique, mère diabétique et atteinte d'eczéma. Depuis longtemps fatigue par préoccupation morale et excès de travail. Cure à Vichy, il y a vingt ans, et depuis l'usage de l'eau de Vichy amène de l'affaiblissement et une tendance aux métrorrhagies, cet état a été amélioré par les douches froides et les bains de mer. En mai dernier seulement, le diabète a été reconnu. Actuellement eczéma suintant, très étendu des aines et des parties génitales, grande faiblesse et soif très vive.

		Quantité.	Densité.	Sucre.	Urée.
1884.	4 août........	1400	1032	27,00	9,60
	13 —	1200	1025	10,00	18,32
	24 —	1400	1023	2,10	25,19

Obs. 134. — *Diabète, très grande amélioration.* — M. A..., cinquante-six ans. Diabète reconnu depuis trois ans, avec une proportion de 83 grammes par litre et des symptômes d'affaissement assez graves. A l'aide d'un régime sévère, de l'arsenic et du bromure de potassium, on obtint il y a deux ans une guérison complète en apparence. Mais le

malade retombe après avoir cessé son régime et commis quelques imprudences ; en mai dernier il y avait 31 grammes de sucre et 10 grammes d'urée par litre. En ce moment, perte des forces, pâleur et amaigrissement, voix voilée et toux, sans signes à l'auscultation.

	Quantité.	Densité.	Sucre.	Urée.
1884. 5 août.........	1450	1028	24,0	14,88
14 —.........	1200	1030	18,3	17,17
24 —.........	900	1021	4,4	19,46

Obs. 135. — *Diabète, très grande amélioration.* — M. d'H..., cinquante-sept ans, diabétique depuis huit ans, traité sept fois à Vichy, qui agit d'abord très bien, puis reste sans effet. Le bromure de potassium et la teinture de noix vomique ont été employés en dernier lieu. En ce moment grand affaiblissement, amaigrissement, troubles de la vue, gingivite, rien aux sommets.

	Quantité.	Densité.	Sucre.	Urée.
1884. 9 août.........	3400	1029	43	9,16
21 —.........	2300	1030	30	11,45
26 —.........	1800	1029	19	12,50

Obs. 136. — *Glycosurie, amélioration.* — M. R..., quarante-cinq ans. Embarras gastrique grave il y a un an, glycosurie il y a six mois. Le sucre, qui s'élevait à 57 grammes par litre, est descendu par le régime à 4 grammes, et récemment à 1 gramme. Aucun signe de diabète.

1884. 21 août......	Urine mixte........	1 gramme.
3 septembre.	—	0 —

Obs. 137. — *Glycosurie, azoturie; amélioration.* — M. T..., cinquante-quatre ans. Antécédents rhumatismaux non goutteux. Il y a un an, chute sur le dos, fracture du radius, contusions et douleurs lombaires, la tête ne paraît pas avoir été touchée. Cette même nuit grande soif et envies fréquentes d'uriner; depuis ce temps un certain malaise a persisté. Au bout de cinq mois une analyse fit constater 8 grammes de glycose par litre, avec 2 litres d'urine. Un traitement composé de sulfate de quinine, poudre de Dower et régime fait descendre la glycose jusqu'à 2,5; mais la suspension du

régime ramène le sucre et provoque la réapparition de la soif. En dernier lieu sans régime, il y avait 18 grammes par litre. Antérieurement le malade souffrait de congestions du foie, et avait eu à plusieurs reprises des manifestations herpétiques qui ont cessé depuis l'accident. Amaigrissement, facultés génésiques maintenues, réflexes conservés, gencives légèrement atteintes.

	Quantité.	Densité.	Sucre.	Urée.
1885. 13 juin........	1500	1021	1,6	24,04
23 —	1550	1021	1,3	14,40
4 juillet......	1450	1022	0	25,33

Obs. 138. — *Diabète, amélioration.* — M. d'E..., soixante ans, diabétique depuis un an. Pas d'origines goutteuse ou rhumatismale. Sucre diminué par l'exercice et le régime, et en dernier lieu par le bromure de sodium et la valériane. Le sucre, qui a été en proportion assez élevée, se maintient aux environs de 25 à 30 grammes avec un litre à un litre et demi d'urine. En ce moment état général assez bon ; rien à la peau, dents et gencives en bon état, réflexes conservés.

	Quantité.	Densité.	Sucre.	Urée.
1885. 23 juin........	1300	1037	27,7	12,75
1er juillet......	950	1030	14,0	29,68
12 —	1150	1032	17,5	27,36

Obs. 139. — *Diabète, seconde saison, très grande amélioration.* — M. d'E... Après de fortes émotions le sucre est remonté pendant l'hiver à 42 grammes, le plus souvent à 31, avec de grandes irrégularités. Douleurs, névralgies dans les jambes, constipation très opiniâtre.

	Quantité.	Densité.	Sucre.	Urée.
1886. 23 juin.........	1400	1036	29,0	23,96
3 juillet.......	1200	1027	8,8	23,46
13 —	1150	1028	8,1	21,75

Obs. 140. — *Diabète, grande amélioration.* — M. Br..., quarante ans, fils de diabétique, père et mère goutteux. Diabète depuis dix ans à la suite de chagrins, traité par le régime qui améliore et Vichy, qui en neuf cures successives amène toujours à 0 ; mais le progrès obtenu ne dure pas plus

de deux à trois mois. Il y a deux ans le traitement de Vichy n'a plus donné de résultat : au lieu d'abaisser le chiffre du sucre à 0, il n'a produit qu'une diminution des quatre cinquièmes. Le maximum a été de 38 grammes par litre ; la moyenne actuelle est de 26. Perte des forces, dégoût pour l'exercice, abolition des facultés génitales assez prononcée. Vue affaissée, troubles visuels en rapport avec la quantité de sucre. Pas de furoncles, mais plaie contuse à la jambe suivie de gangrène ; éruptions diverses à la peau, phimosis diabétique. Dents ébranlées, gingivite. Dyspepsie, dilatation de l'estomac, rien au foie, réflexes abolis.

	Quantité.	Densité.	Sucre.
1885. 1er juillet..............	1250	1030	14,65
9 —	1490	1026	13,32
19 —	1250	1021	6,66

État général bon au départ ; amélioration de la vue très marquée, dents affermies.

Obs. 141. — *Diabète azoturique, amélioration.* — M. V..., cinquante-trois ans, ancien notaire. Parents rhumatisants, douleurs rhumatismales en 1870, transpirations abondantes, sucre constaté en 1883, à la dose de 38,65 par litre, avec un litre et demi de liquide, guéri par deux saisons à Vichy, qui produisent une augmentation de la sécrétion de l'urée, de la perte des forces et un amaigrissement progressif. A la troisième saison, albuminurie, en voie d'amélioration par le régime lacté. Le maximum de l'urée a été de 36 grammes par litre. La dernière analyse faite le 19 mai dernier a donné les résultats suivants : Urines 2340, densité 1020, sucre 0 ; urée 23,89 ; urée totale 55,90. Albumine par litre 0,14, albumine totale 0,329. Actuellement, affaiblissement, tremblements, douleurs dorsales, perte du pouvoir génital. Douleur abdominale, foie augmenté, constipation opiniâtre, perte des dents.

	Quantité.	Densité.	Sucre.	Urée.
1885. 2 juillet........	1025	1025	2	29,77
14 —	1550	1020	0	22,73
23 —	1200	1019	0	20,08

Albumine notable à l'arrivée, au départ traces à peine

visibles ; amélioration de l'appétit et de l'état général, pourtant le malade accuse une perte de poids de 7 kilogrammes.

Obs. 142. — *Diabète, insuccès.* — Madame O..., soixante-neuf ans, diabétique depuis quinze ans, à la suite d'émotions, traitée à Vichy pendant seize saisons. Vichy n'a jamais abaissé à 0 le sucre, qui s'est élevé jusqu'à 60 grammes par litre ; la diminution obtenue par Vichy ne durait que deux mois. Récemment le sucre est descendu à 0 par le régime, et le bromure de potassium à la dose de 2 grammes par jour. La dernière cure de Vichy semble avoir amené de l'affaiblissement. Eczéma du pubis depuis quatre mois, perte des dents, faiblesse générale, reflexes abolis.

	Quantité.	Densité.	Sucre.	Urée.
1885. 3 juillet.......	1500	1025	13,4	18,32
13 —	950	1031	19,0	17,05
21 —	1800	1018	13,1	14,08

Obs. 143. — *Diabète, seconde saison, amélioration notable.* — Madame O... Après la cure, amélioration de la santé générale, plus de forces et meilleur état qu'après Vichy. Douleurs rhumatismales pendant l'hiver. Le sucre oscille à plusieurs reprises entre 40 et 50 grammes sans régime. Avec le régime, il est descendu récemment à 4,50.

	Quantité.	Densité.	Sucre.	Urée.
1886. 27 juin.........	1550	1027	27,5	18,77
5 juillet.......	1700	1017	9,1	11,65
14 —	1450	1024	8,5	16,42

Obs. 144. — *Diabète azoturique, amélioration très marquée.* — M. B..., cinquante et un ans. Père graveleux. Diabète depuis six à sept ans, reconnu il y a deux ans. Cures à Vichy en 1883 et 1884, sans grand résultat, plutôt affaiblissement ; le sucre semble même avoir augmenté après la dernière cure. Furoncles au début (deux à trois cents). Perte des facultés viriles, fatigue de la vue et chute des dents ; réflexes tendineux abolis ; rien au foie.

	Quantité.	Densité.	Sucre.	Urée.
1885. 4 juillet.......	1500	1029	18,5	24,04
13 —	1800	1022	5,0	21,59
24 —	1000	1024	1,5	24,54

Obs. 145. — *Diabète, très grande amélioration.* — M. T..., quarante-huit ans. Père et mère asthmatiques, tante diabétique. Diabète reconnu il y a sept ans; son origine remonte probablement à cinq ans plus tôt, à la suite d'un grand chagrin. Séjour, dès la première année, à Vichy, qui abaisse le sucre de 60 grammes à 0. L'amélioration durait cinq à six mois la première année, puis de moins en moins; en dernier lieu, le résultat obtenu disparaissait avec la cessation de la cure.

État actuel : affaissement général, perte des forces, réflexes abolis. Dents maintenues; pas de furoncles, mais rougeurs et démangeaisons partielles. Cataracte diabétique à gauche, pas de trouble visuel à droite; bronchite l'hiver; pharyngite sèche, rien du côté des oreilles.

	Quantité.	Densité.	Sucre.	Urée.
1885. 6 juillet.......	1800	1038	28,7	17,59
15 —	1800	1028	15,0	16,03
24 —	1400	1024	9,4	22,31

M. T..., revenu à la Bourboule en 1886 et 1887 avec amélioration, a constaté que, par la Bourboule, le sucre disparaissait moins rapidement et moins complètement que par Vichy, mais que cette disparition durait plus longtemps, et était accompagnée de moins de fatigue qu'après la cure de Vichy.

Obs. 146. — *Glycosurie, amélioration.* — Madame M.... cinquante-trois ans, névropathique, emphysémateuse et bronchitique; eczéma des seins; eczéma intertrigo du pli de l'aine et de la vulve. Glycosurie récente; pas de signes généraux.

1885. 18 juillet.....	Urine mixte.....	17 grammes.
1er août.......	—	2 —

Obs. 147. — *Glycosurie, grande amélioration.* — Madame P..., cinquante-cinq ans. Mère goutteuse; douleurs rhumatismales habituelles. Glycosurie dequis cinq ans, découverte il y a trois ans, par l'affaiblissement et la soif; traitée dernièrement à Vichy pendant quatorze jours.

	Quantité.	Densité.	Sucre.
1885. 21 juillet	1450	1029	18,7
31 —	1050	1024	10,5
16 août	1450	1020	5,8

Obs. 148. — *Glycosurie, amélioration.* — Madame B. B..., cinquante-cinq ans, diabétique depuis cinq à six ans; début par un prurit vulvaire intense, et les symptômes de dépérissement diabétique; soif modérée. Traitée plusieurs fois à Vichy avec succès; il reste pourtant près de 9 grammes de sucre. Cure récente cette année.

	Quantité.	Densité.	Sucre.
1885. 6 août	1700	1025	8,7
15 —	1600	1019	4,2
26 —	1850	1016	2,1

Obs. 149. — *Diabète, amélioration très légère.* — M. F..., vingt-cinq ans. Diabète depuis six mois, sans cause connue; soif, amaigrissement amélioré par le régime, le bromure de potassium et la glycérine. Le malade a séjourné neuf jours à Vichy, où l'on a constaté une diminution de l'urée, et une perte de 150 grammes de glycose par jour. En ce moment, soif vive, urines abondantes, amaigrissement et affaissement général; perte des facultés viriles, réflexes conservés.

	Quantité.	Densité.	Sucre.	Urée.
1885. 12 août	2400	1039	46	11,91
22 —	2500	1038	35	12,90
31 —	2550	1038	42	9,38

Résultat insignifiant; le malade meurt l'hiver suivant.

Obs. 150. — *Glycosurie, amélioration.* — Madame C..., quarante-cinq ans, réglée irrégulièrement; arthritique et glycosurique depuis trois ans; se maintenant à 0, grâce à un régime sévère. Coliques hépatiques autrefois traitées à Vichy. Le sucre, dont le maximum a été 130 grammes par litre, est en petite quantité actuellement; pas de symptômes généraux.

1885. 19 août	Urine mixte	12,0
11 septembre	—	1,6

Obs. 151. —*Diabète, amélioration notable.* — M. V..., cin-

quante ans, rhumatisant depuis l'âge de dix-sept ans. Rhumatisme musculaire, articulaire, sciatique; péricardite autrefois; gravelle, hématurie intermittente, et enfin glycosurie. Pas de douleurs, pas de signes généraux; soif modérée, réflexes conservés.

		Quantité.	Densité.	Sucre.
1885.	26 juillet...........	Urine mixte......		35,6
	5 septembre.........	1700	1019	5,2
	12 —	Urine mixte......		17,0

Le sucre est remonté à 17 grammes, à la suite d'un écart de régime.

Obs. 152. — *Diabète, seconde saison, très grande amélioration.* — M. V... Après la Bourboule, le sucre est resté abaissé plusieurs mois; la cure a été, d'ailleurs, bien mieux supportée que celle de Vichy, qui n'a jamais été toléré, à cause de la vessie. Hiver assez bon, bien que le sucre ait réapparu plusieurs fois. Bronchites graves l'hiver dernier.

		Quantité.	Densité.	Sucre.	Urée.
1887.	6 juillet.......	2150	1028	30,0	14,77
	16 —	1500	1022	6,5	16,73
	22 —	1500	1019	2,7	15,91

Obs. 153. — *Diabète, goutte, azoturie; état stationnaire, diminution de l'urée.* — M. S..., cinquante ans. Douleurs rhumatismales anciennes, et depuis quinze ans, attaques de goutte assez fréquentes, avec tuméfactions douloureuses vers les orteils, les chevilles et quelquefois les genoux. Perte des forces depuis quelques années, abolition des facultés génitales, amaigrissement depuis sept à huit mois, avec conservation de l'appétit; soif vive et bouche pâteuse; chute des dents; syphilis autrefois. Le diabète a été amélioré par le régime et la liqueur de Fowler, mais l'amaigrissement persiste. Vue affaiblie, eczéma du scrotum, réflexes rotuliens abolis.

		Quantité.	Densité.	Sucre.	Urée.
1886.	18 juin........	2500	1015	6,66	13,97
	27 —	2500	1015	7,10	17,75
	7 juillet......	1870	1023	10,00	18,70

Léger accès de goutte au milieu du traitement; le sucre a peu diminué, mais la quantité d'urine et l'urée totale sont moindres; le malade a gagné 700 grammes en poids.

Obs. 154. — *Diabète, seconde saison, amélioration notable.* — M. S... Pas d'attaque de goutte sérieuse, depuis la dernière cure; pas de bronchites l'hiver; soif moins vive. Mais la perte des forces et l'amaigrissement continuent; le sucre a augmenté depuis plusieurs semaines.

	Quantité.	Densité.	Sucre.	Urée.
1887. 27 juillet.......	2050	1031	28,5	19,28
5 août.........	2250	1026	17,5	11,75
15 —	1900	1018	16,0	13,88

Obs. 155. — *Diabète, troisième saison, amélioration notable.* — M. S... Hiver assez bon, mais amaigrissement persistant avec perte des forces; soif vive, sécheresse de la gorge, diminution de poids. Le sucre s'est élevé, en mai dernier, à 50 grammes par litre, et la quantité des urines à 4 ou 5 litres dans les vingt-quatre heures. Pas d'accès de goutte depuis deux ans; urines claires et sans dépôt.

	Quantité.	Densité.	Sucre.	Urée.
1888. 9 août.........	3950	1028	23,9	11,45
19 —	4050	1020	14,0	9,88
29 —	3450	1021	19,2	8,01

Obs. 156. — *Glycosurie, amélioration.* — M. Ch..., quarante-huit ans, sujet aux bronchites et aux douleurs intercostales. Vie sédentaire, soif vive, urines abondantes, acné rosée et pustuleuse de la face.

1886. 2 juillet..........	Urine mixte.......	6,5
20 —	—	traces.

Obs. 157. — *Diabète, amélioration très marquée.* — Madame L..., cinquante-cinq ans, diabétique depuis quatre ans, après des chagrins. Soif vive et affaiblissement; au début, le sucre s'est élevé à 30 grammes par litre, avec 4 à 5 litres d'urine. Pas d'anthrax, mais accidents de gangrène superficielle à l'index et au médius gauche. Améliorée par le régime, mais il reste un amaigrissement considérable.

	Quantité.	Densité.	Sucre.
1886. 7 juillet...............	710	1035	33,33
17 —	1350	1018	10,50
26 —	950	1017	9,30

Obs. 158. — *Diabète, seconde saison, amélioration marquée.* — Madame L... Après le traitement, bon état pendant six mois ; rechute cet hiver, après une émotion morale vive ; grande faiblesse, tendance aux syncopes.

	Quantité.	Densité.	Sucre.
1887. 13 juillet...............	1450	1033	42,8
21 —	2100	1032	30,0
30 —	1750	1026	19,0

Obs. 159. — *Diabète azoturique, amélioration légère.* — M. L..., trente-cinq ans. Fièvre intermittente il y a cinq ans. Polyurie et azoturie ; depuis dix-huit mois, entérite chronique.

	Quantité.	Densité.	Sucre.	Urée.
1886. 13 juillet.....	1300	1025	2,3	25,63
29 —	2200	1015	traces.	16,03

Obs. 160. — *Diabète, amélioration notable.* — Madame L..., quarante-cinq ans. Diabétique depuis cinq ans, avec quantité de sucre considérable ; au début, 150 grammes environ. Traitée trois ans à Vichy avec améliorations ; l'an passé, il n'y a pas eu de traitement. Tousse depuis six mois sans expectoration. Actuellement, enrouement léger, toux et dyspnée ; diminution de son au sommet droit, avec râles sous-crépitants à la suite de la toux.

	Quantité.	Densité.	Sucre.	
1886. 14 juillet..	1200	1038	26,20	
26 — ..	1200	1020	14,66	
1er août...	Matin.. 8	Soir..	19,1	Moyenne.. 13,5

Obs. 161. — *Diabète, amélioration.* — Madame L... Diabétique depuis cinq à six ans ; arthritique, traitée à Vals et à Vichy. Cette année, grande faiblesse, soif vive, appétit développé, peu d'amaigrissement ; pas de furoncles, mais démangeaisons pubiennes, perte des dents.

	Quantité.	Densité.	Sucre.
1886. 15 juillet...............	1950	1034	42,0
27 —	2050	1031	35,0
6 août...............	1950	1030	31,4

Obs. 162. — *Diabète, amélioration.* — Mme L... Meilleur hiver, moins de fatigue, soif moins marquée, tendance aux syncopes.

	Quantité.	Densité.	Sucre.	Urée.
1887. 30 juin.........	2100	1035	42,0	12,57
8 juillet.......	2200	1035	37,5	7,86
19 —	2500	1030	28,5	12,50

Obs. 163. — *Glycosurie, amélioration.* — M. M..., cinquante-trois ans, diabétique depuis deux ans; sucre allant jusqu'à 150 grammes par jour. Amélioré par le régime et la diète lactée ; tendance aux furoncles ; forces conservées, réflexes diminués surtout à gauche.

1886. 16 juillet...	Urine mixte........	3 grammes.
1er août.....	—	traces.

Obs. 164. — *Glycosurie, grande amélioration.* — Mme L..., soixante-deux ans, glycosurique depuis deux ans ; disposition goutteuse héréditaire; anthrax il y a 25 ans; un eczéma de la vulve a fait reconnaître la présence du sucre qui est d'ailleurs peu constant et présente de grandes oscillations pour la quantité journalière. Traitée successivement sans résultat bien net à Vichy et à Royat. En ce moment peu de signes, emphysème et bronchite légère, granulations pharyngées, varices, pas d'eczéma.

	Quantité.	Densité.	Sucre.
1886. 28 juillet................	2000	1015	7,5
15 août..................	1750	1012	0

Obs. 165. — *Glycosurie, amélioration.* — Mme L..., soixante-deux ans. Diabète ancien, peut-être plus de dix ans, supporte mal le traitement de Vichy qui fatigue. Douleurs de rhumatisme, vue très affaiblie.

1886. 3 août.......	Matin.....	3,5	Soir....	6.8
14 —	—	0	—	1,0
1887. 16 juillet.....	Matin...	traces.	Soir...	1,50
4 août.......	— ...	0	— ...	0

Obs. 166. — *Diabète, très grande amélioration.* — M. V..., cinquante-deux ans, notaire. Enfance délicate, père herpétique, dyspepsie habituelle, accidents diabétiques récents ;

furoncles, soif vive, urines abondantes, peu de signes généraux.

1886. 10 août.......	Matin....	32,6	Soir....	76,8
18 —	—	10,9	—	15,4
30 —	—	2,7	—	17,5

Soif et polyurie notablement diminuées.

Obs. 167. — *Diabète, amélioration marquée.* — M. Th..., soixante ans. Gonflement douloureux des orteils probablement goutteux, il y a quinze à vingt ans.

Diabète constaté, il y a huit ans, mais certainement plus ancien ; impuissance virile vers cette époque; aucune affection cutanée, mais les plus petites plaies se cicatrisent avec peine et durent longtemps ; furoncles à diverses reprises. Pas de traitement jusqu'alors.

	Quantité.	Densité.	Sucre.	Urée.
1887. 13 juin.........	2050	1039	54,5	13,74
23 —	1700	1024	12,0	25,65
3 juillet.......	1950	1015	4,2	6,87

Obs. 168. — *Diabète azoturique, amélioration très marquée.* — M. D..., soixante ans. Aucun antécédent arthritique, santé moyenne. Diabète reconnu il y a dix ans. Congestion cérébrale en mai 1886, suivie d'une légère parésie d'un côté. Eczéma sec du cuir chevelu depuis un an. Bronchites tous les hivers ; actuellement emphysème, respiration saccadée au sommet gauche, sans râles. Rien au foie ; réflexes conservés.

	Quantité.	Densité.	Sucre.	Urée.
1887. 8 juillet.......	2100	1032	31	17,84
17 —	1700	1029	19	20,61
25 —	1600	1027	15	18,25

Amélioration pour l'état des forces ; boisson bien supportée ; pas de congestion ni de vertiges pendant la cure.

Obs. 169. — *Diabète, grande amélioration.* — M. S..., quarante-six ans. Herpétisme de la gorge; diabète depuis cinq ans, amélioré par le séjour au bord de la mer et le régime. Le maximum du sucre a été de 50 grammes sur 3 litres, soit 150 grammes par jour, la dernière analyse était de 14 pour 1000 sur 2 litres et quart. Troubles de la vue, perte des dents, furoncles, soif vive et affaiblissement malgré un bon appétit; pouvoir génital conservé; état névropathique.

		Quantité.	Densité.	Sucre.	Urée.
1887.	11 juillet........	1600	1024	12,0	13,38
	22 —	1800	1015	2,9	12,50
	27 —	1500	1019	3,2	17,17

Amélioration très marquée ; le malade a augmenté de poids de un kilogramme.

Obs. 170. — *Diabète, très grande amélioration.* — M. Ch..., soixante-deux ans, rhumatisant. Diabétique depuis douze ans. Faiblesse, furoncles, etc., traité par les bains de mer et le régime. Le maximum a été de plus de 50 grammes. Amaigrissement depuis un an, perte des dents, de la vue. Pougues a bien réussi deux ans, la troisième année moins bien.

1887.	14 juillet.....	Matin....	30,0	Soir....	55,0
	21 —	—	2,3	—	1,5
	31 —	—	2,2	—	0

Obs. 171. — *Diabète, amélioration.* — M. L..., soixante-neuf ans, diabétique depuis une douzaine d'années, à la suite de chagrins ; traité dix ans à Vichy, avec succès les premières années, plus tard sans grand résultat, quoique en général le sucre fût moins abondant dans le courant de l'année. Affaiblissement de la vue, perte des dents, diminution de l'ouïe, furoncles, eczéma chronique, grande fatigue et perte de la mémoire. Rien au foie, constipation opiniâtre.

		Quantité.	Densité.	Sucre.
1887.	17 juillet.................	1200	1038	21
	2 août................	1000	1026	10

Obs. 172. — *Glycosurie, amélioration notable.* — Mme R..., soixante-six ans, diabétique depuis quatre à cinq ans. Maximum du sucre 45 à 50 grammes, minimum 2 grammes à la suite d'une saison à Vichy, qui fatigue beaucoup ; récemment il y avait encore 14 grammes. Perte des dents,

vue affaiblie, forces diminuées, soif vive ; bronchites fréquentes.

	Quantité.	Densité.	Sucre.
1887. 26 juillet................	700	1037	25,5
15 août..................	1200	1020	2,5

Obs. 173. — *Glycosurie, albuminurie ; état stationnaire.* — M. R..., soixante et un ans. Glycosurie remontant à dix-huit mois découverte à la suite d'un anthrax ; albumine reconnue en même temps. Peu de signes généraux sauf faiblesse de la vue, gingivite et quelques symptômes nerveux.

		Matin.	Soir.
1887. 1er août.........	Sucre........	1,5	2,50
	Albumine....	1,0	1,75
10 —	Sucre........	1,0	5,00
	Albumine....	1,0	0,30
20 —	Sucre........	1,5	2,10
	Albumine....	1,0	1,50

Obs. 174. — *Diabète, grande amélioration.* — M. Sch..., quarante-sept ans. Pas de goutte ni de rhumatisme. Diabète datant de six ans, suite de fatigue et d'excès de travail, amélioré par l'arsenic. La quantité de glycose est variable, mais assez forte depuis trois mois ; le maximum a été de 64 grammes et est actuellement de 59 grammes par litre, avec albuminurie et phosphaturie. Faiblesse de la vue, réflexes conservés, foie un peu volumineux. Vichy n'a pas réussi.

	Quantité.	Densité.	Sucre.	Albumine.
1887. 2 août.......	1550	1031	17,0	traces.
10 —	2000	1025	10,0	0
20 —	2200	1033	2,5	0

Obs. 175. — *Diabète, seconde saison, amélioration légère, progrès sur l'an passé.* — M. Sch... Après la Bourboule santé générale très bonne, forces revenues; le sucre s'est maintenu à près de 8 à 10 grammes, l'albumine a disparu. Actuellement pas de soif et aucun signe de diabète.

1888. 31 juillet.....	Matin....	16,0	Soir....	3,66
3 août......	—	12,0	—	7,10
18 —	—	7,4	—	11,00

Obs. 176. — *Glycosurie, amélioration.* — M. Gr..., quarante et un ans. Père mort de cancer de l'estomac, frère aîné diabétique, mère asthmatique. Hémoptysie en 1870, bronchite guérie aux Eaux-Bonnes ; signes de glycosurie en 1887, améliorée par le régime. Actuellement peu de soif ; la quantité des urines ne dépasse pas 2 litres, et le sucre qui a été jusqu'à 21,35 s'est abaissé récemment à 18 grammes ; signes de bronchite au sommet gauche.

1887.	6 août.....	Matin....	3,21	Soir....	3,5
	24 —	—	traces.	—	0

Obs. 177. — *Glycosurie, amélioration par dix jours de traitement.* — Mme Br., quarante-cinq ans, assez bien portante jusqu'à l'hiver dernier; à ce moment malaise général, douleurs et congestion du foie. Diminution des forces avec fatigue de la vue.

Le sucre n'a été reconnu qu'en juillet dernier, il était à la dose de 8 grammes par litre et est descendu à 14 grammes sous l'influence du régime et de la liqueur de Fowler.

	Quantité.	Densité.	Sucre.
1887. 15 août..................	900	1023	6,2
24 —	1300	1016	2,0

La cure a été interrompue par un départ forcé.

Obs. 178. — *Glycosurie, amélioration.* — Mme P..., cinquante-six ans. Ménopause il y a cinq ans, pas d'antécédents goutteux. Diabète reconnu il y a trois ans, par la somnolence, l'anéantissement des forces et la soif vive. Au début 45 grammes de sucre par litre et environ 2 litres de liquide ; en même temps, rougeurs avec desquamations sur la figure et sur les mains, pas de démangeaisons pubiennes. Améliorée par l'eau de la Bourboule transportée et l'eau lithinée arsenicale.

	Quantité.	Densité.	Sucre.	Urée.
1888. 27 mai.......	850	1031	7,5	15,14
6 juin.......	1100	1025	5,0	14,29
16 —	1580	1015	traces.	13,18

Obs. 179. — *Diabète, azoturie légère ; amélioration.* — M. D..., soixante-sept ans. Pas d'antécédents goutteux,

eczéma peu intense. Diabète reconnu il y a deux ans, 42 grammes de sucre au début, cédant au régime et à un traitement à Vichy, qui amène à 0, mais affaiblit le malade; l'eau lithinée arsenicale donne de bons résultats, mais provoque la diarrhée. Dents tombées ; pas d'autre symptôme sinon un amaigrissement progressif que rien ne peut arrêter.

	Quantité.	Densité.	Sucre.	Urée.
1888. 25 juin........	1750	1024	13,00	17,34
5 juillet......	1700	1022	11,15	15,91
17 —	1750	1021	10,00	14,19

Obs. 180. — *Glycosurie, amélioration.* — Mme R..., soixante-huit ans. Santé bonne, sauf tendance aux douleurs rhumatismales, rien à la peau. Glycosurie survenue à la suite de chagrins : maximum 25 grammes par litre et un litre d'urine. Améliorée par le régime. Actuellement état assez bon, sauf tendance à l'amaigrissement.

	Quantité.	Densité.	Sucre.
1888. 12 juillet...........	1050	1023,0	3,33
28 —	1300	1016,5	traces.

Obs. 181. — *Glycosurie en voie d'amélioration, progrès par le traitement.* — Mme J..., quarante-deux ans, fille de rhumatisants, sujette à des douleurs avec gonflements articulaires. Diabète découvert il y a deux à trois ans. La quantité de sucre très variable a été au maximum de 75 grammes et a pu être ramenée à 0 par le régime. Dents ébranlées, vue affaiblie, démangeaisons vulvaires; appétit excessif sans soif vive, polysarcie, mais amaigrissement récent et dépression des forces.

	Quantité.	Densité.	Sucre.
1888. 13 juillet..............	1550	1020	1,6
22 —	1800	1016	traces.

Au départ le 1er août, traces sensibles après un écart de régime.

Obs. 182. — *Diabète, azoturie et albuminurie très grande, amélioration du diabète et de l'azoturie.* — M. V..., soixante-quatre ans. Diabète depuis quinze ans, intermittent au début, mais continu et intense depuis plusieurs années;

ayant amené récemment de l'amaigrissement, une notable perte des forces et quelques démangeaisons. Il y a deux mois, on a constaté de l'albuminurie, et le régime lacté qui fut conseillé a amené la quantité des urines à 6 ou 7 litres par jour. Il y a huit jours, avec un régime mixte il y avait 3 litres d'urine contenant par litre 56,50 de sucre et 14,85 d'urée. Actuellement gencives fongueuses, dents ébranlées, puissance génitale perdue, réflexes abolis, furoncles.

	Quantité.	Densité.	Sucre.	Urée.	Album.
1888. 15 juillet.......	3500	1030	44,00	14,19	0
25 —	1950	1928	26,25	13,99	0,50
7 août........	1380	1029	29,00	15,14	0,75

La suppression du régime lacté, le 20 juillet, amène une diminution notable de la quantité de sucre, mais fait réapparaître l'albumine.

Obs. 183. — *Diabète, amélioration notable.* — Mme M..., cinquante ans. Ménopause il y a trois ans. Diabète constaté il y a un an, avec 40 grammes de sucre, mais certainement plus ancien, non traité. Actuellement, soif vive, forces diminuées, vue affaiblie, gencives gonflées et saignantes; état nerveux et transpirations excessives.

	Quantité.	Densité.	Sucre.	Urée.
1888. 15 juillet......	1550	1028	42,00	14,19
25 —	1800	1023	23,33	9,31
3 août........	2050	1023	18,00	11,73

Obs. 184. — *Diabète, très grande amélioration.* — Mme F..., cinquante-quatre ans. Emphysème et bronchite depuis vingt ans; traitée avec succès au Mont-Dore l'an passé. En février dernier, nouvelle bronchite et phlébite, bouche sèche, soif vive, une analyse fait constater près de 3 litres d'urine avec 50 grammes de sucre par litre. Cette quantité s'est abaissée, à 2 litres trois quarts et 32 grammes, par le régime et l'arsenic. Actuellement la phlébite est guérie, il reste des douleurs dans les jambes, un peu de toux et surtout une grande faiblesse. Vue altérée, dents ébranlées et tombées, quelques furoncles. Appétit peu marqué, mais grande soif et sécheresse de la bouche. Signes d'emphysème et de bronchite modérés. État nerveux, réflexes maintenus.

	Quantité.	Densité.	Sucre.
1888. 25 juillet..........	1200	1037	41,0
2 août............	Matin..	16,66 Soir..	27
12 —...........	900	1028	13,5

Après la Bourboule la malade va faire une cure complémentaire de dix jours à Vichy et en part avec 0.

Obs. 185. — *Diabète, amélioration par une cure à Vichy, nouvelle amélioration par la cure de la Bourboule.* — M. B..., soixante ans. Diabète datant probablement de trois ans, constaté seulement il y a trois mois. Il y avait au début, pour un quart de liquide, 37 grammes de sucre par litre ; celui-ci est descendu à 15 grammes par litre à l'aide du régime. Eczéma de la face depuis deux à trois ans, avec tendance à l'aggravation. Cure récente de quinze jours à Vichy; le sucre est descendu de 18 grammes à 12 grammes avec 1620 grammes d'urine. En ce moment assez bien, sauf un peu de fatigue de la vue. Réflexes conservés.

	Quantité.	Densité.	Sucre.
1888. 28 juillet...............	1400	1022	12,0
7 août.................	2000	1012	5,2

Obs. 186. — *Diabète, amendé par trois cures à la Bourboule; nouvelle amélioration.* — M. H. L..., soixante-huit ans. Diabète reconnu en 1882, probablement antérieur de quatre à cinq ans; soif vive au début et urines abondantes, 2 à 3 litres avec 42 grammes de glycose par litre. Amélioré par le régime et trois cures à la Bourboule en 1882, 1883 et 1884. Le sucre, à la suite du traitement, était descendu de 84 grammes par litre à 42, puis 32 grammes. Actuellement mauvaises dents, vue affaiblie mais pas de soif vive, ni de polyurie.

1888. 30 juillet.....	Matin....	27,5	Soir....	35,9
10 août.......	—	17,6	—	25,7
31 —.......	—	»	—	18,0

Obs. 187. — *Diabète, amélioration notable.* — Mme B..., soixante-huit ans, diabétique depuis douze à quinze ans, traitée cinq à six fois à Vichy toujours avec de bons résultats sauf il y a deux ans : pustules d'echthyma après la crue. Le

sucre qui était en quantités considérables se maintient depuis quelque temps aux environs de 30 grammes. Grande faiblesse, diminution de la vue, surdité progressive, dents presque toutes tombées, urines peu abondantes.

1888.	30 juillet.....	Matin....	12,34	Soir....	14,0
	9 août......	—	7,50	—	8,7
	19 —	—	2,70	—	3,2

Obs. 188. — *Diabète, amélioration.* — M. B..., quarante-neuf ans, diabétique depuis quatre ans, après des chagrins; fatigue générale, affaiblissement de la vue, impuissance génitale complète. Le sucre ne s'est pas élevé au delà de 28 grammes par litre avec 2 litres et demi par jour. Traité pendant quatre ans de suite à Vichy, qui réduit le sucre, à 3 ou 4 grammes par litre ; mais la dernière cure a moins bien réussi, pendant tout l'hiver le malade s'est trouvé faible, fatigué et amaigri. Actuellement, vue un peu diminuée, audition bonne, dents solides, furoncles fréquents; réflexes conservés; impuissance génitale absolue. Il existe à l'arrivée de la diarrhée qui persiste pendant près d'une semaine et fausse les résultats des analyses.

		Quantité.	Densité.	Sucre.
1888.	4 août.............	850	1026,0	11,33
	13 —	700	1026,5	4,80
	24 —	1900	1014,0	traces.

Obs. 189. — *Diabète, amélioration notable.* — Mme G..., quarante-deux ans. Famille goutteuse, frère mort de diabète. Il y a quatre ans, douleurs aiguës dans la région lombaire, accompagnées de fièvre. Les urines examinées à ce moment contiennent 67,50 grammes de sucre, avec excès d'acide urique; malgré un régime sévère, l'amaigrissement fait constamment des progrès. Cure récente à Pougues qui a baissé le sucre de 65 à 30 grammes, mais quelques jours après la cessation de la cure le sucre remonte à 60 grammes. Actuellement pas de signes généraux, sauf l'amaigrissement et quelques troubles visuels.

		Quantité.	Densité.	Sucre.
1888.	14 août.................	1050	1044	61,5
	25 —	1680	1042	46,0
	4 septembre............	1350	1040	35,0

NUMÉROS.	PAGES.	NOM ET SEXE.	AGE.	DIAGNOSTIC.	CURES à l'arrivée.	CURES au départ.	URÉE à l'arrivée	URÉE au départ.	OBSERVATIONS.
1	39	Mme M.......	58	D	52.52	0.24	23.45	11.71	
2	40	M. B.........	50	G	0.12	0	1.24	5.17	
3	»	Id.........	51	G	0.50	traces.	2.74	16.93	
4	»	M. Br.......	50	D	24.99	43.10	13.11	11.71	Insuccès.
5	»	M. C.........	63	D	121.6	35.28	24.91	13.90	
6	»	Id.........	64	D	66.85	28.71	24.03	22.62	
7	41	Mme de P....	52	G	10.04	2.00	»	»	
8	»	Id...	58	G	(48.75)	(8.00)	»	»	
9	»	M. B.........	60	G	3.19	1.71	»	»	
10	»	Mme de C....	57	G	1.59	1.20	»	»	
11	»	M. de G.....	45	D	8.08	5.32	»	»	
12	42	M. C.........	56	D	54.82	15.50	»	»	
13	»	M. H........	64	D	110.00	27.04	25.63	25.31	
14	»	Id........	65	D	122.55	61.66	»	»	
15	»	M. S........	56	D	4.68	2.30	»	»	
16	»	M. S.........	57	G	1.24	0.92	9.74	5.90	
17	43	M. M........	64	D	11.44	5.50	»	»	
18	»	M. So........	63	D	19.80	3.45	»	»	
19	»	M. G........	59	G	19.50	1.50	»	»	
20	»	Id.........	60	G	(24.44)	(1.15)	»	»	
21	»	Id.........	61	G	(35.1)	(1.56)	»	»	
22	44	Id.........	62	G	(42.65)	(5.4)	»	»	
23	»	M. T........	34	D	289.90	278.85	61.25	53.10	
24	»	Mme X.......	34	D	281.38	140.52	52.72	33.48	
25	»	Mme de St-B.	60	G	(2.52)	(1.08)	»	»	
26	45	M. J	34	G	41.42	3.79	»	»	
27	»	M. B	60	G	3.5	2.67	»	»	
28	»	M. T...... .	45	G	2.5	»	»	»	Amélioration gén.
29	46	Id.........	47	G	16.50	6.08	»	»	
30	»	Id.........	49	G	(32.00)	(16.05)	»	»	
31	»	Mme de N....	60	G	9.5	3.2	»	»	
32	47	Mme Br......	51	G	7.5	2.24	»	»	
33	»	Id.........	52	G	0.58	1.16	»	»	Insuccès.
34	»	M. H........	48	G	4.13	3.42	»	»	
35	»	M. B.........	50	D	41.65	5.25	»	»	
36	48	Mme L.......	40	G	19 55	2.16	»	»	
37	»	Id.........	41	G	(4.00)	(1.3)	»	»	
38	»	Id.........	47	G	(29.7)	(16.4)	»	»	
39	49	M. A........	51	D	78.32	37.50	»	»	
40	»	M. G. de S...	52	D	52.50	52.50	»	»	État stationnaire.
41	50	Id.........	53	D	45.15	7.09	»	»	Alb. diminuée.
42	»	M. R. C......	42	D	36.66	13.86	»	»	Alb. diminuée.
43	51	M. D........	50	D	228.00	66.5	»	»	
44	»	Id.........	51	D	172.4	67.2	»	»	
45	»	Id.........	52	D	87.4	3.9	19.37	22.44	
46	52	Mme K.......	50	G	5.32	0	»	»	
47	»	M. Dr.......	57	D	41.17	7.20	»	»	
48	»	Id.........	58	D	56.00	7.5	»	»	
49	»	Id.........	59	D	56.00	32.7	»	»	
50	53	Id.........	60	D	59.85	28.0	»	»	

NUMÉROS.	PAGES.	NOM ET SEXE.	AGE.	DIAGNOSTIC.	SUCRE à l'arrivée.	SUCRE au départ.	URÉE à l'arrivée	URÉE au départ.	OBSERVATIONS.
51	53	M. Dr.......	61	D	41.05	37 8	»	»	
52	»	Id.........	62	D	(28 00)	(19.7)	»	»	
53	54	M. Ch.......	51	D	50.25	»	»	»	2e analyse manque, amélioration gén.
54	»	M. M........	61	G	(8.25)	(2.1)	»	»	
55	»	Id.........	62	G	(6 50)	(1.25)	»	»	
56	»	Id.........	65	G	(31.7)	(13.5)	»	»	
57	»	Id.........	66	G	(15.00)	(12 5)	»	»	
58	55	Id.........	67	G	(13.08)	(20.05)	»	»	Insuccès.
59	»	Mlle M......	19	D	94 75	66.6	»	»	
60	»	M. D........	50	D	99.9	37.0	»	»	
61	56	M. B........	57	G	(31.6)	(1.0)	»	»	
62	»	M. G.-P.....	40	G	29.16	0	»	»	
63	»	Id.........	46	G	(2.38)	(1.9)	»	»	
64	»	M. B........	58	D	27.00	17.55	»	»	
65	57	Mlle G......	10	D	»	»	»	»	Insuccès.
66	»	Id,........	11	D	112.00	156.00	26.76	25.00	Aggravation.
67	»	Mme P.......	65	D	91.8	32.94	»	»	
68	58	Id.........	66	D	63.00	15.00	»	»	
69	»	M. A........	57	D	71.4	14.56	50.50	33.53	
70	»	Id.........	58	D	79.75	45.80	15.70	15.80	
71	»	Id..... ...	58	D	(31.00)	(29.00)	12.43	17.47	
72	59	Id.........	59	D	50.62	68.00	13.90	11.67	Insuccès.
73	»	Id.........	60	D	63.00	44.80	17.62	18.06	
74	60	Mme R. B....	57	G	20.97	9.52	»	»	
75	»	M. M........	60	D	76.00	4.44	»	»	
76	»	M. G.........	52	G	(1.9)	(1.6)	»	»	
77	»	M. Bu.......	41	D	28.70	0	53.98	37.03	
78	61	M. Ba.......	37	G	2.83	3.31	»	»	Insuccès.
79	62	Mme H.......	48	D	33.03	18 00	30.56	21.30	
80	»	Id.........	49	D	156.75	63 44	26.53	35.72	
81	»	Mme Pr......	65	D	96.60	66.00	20.97	16.61	
82	63	M. D........	56	G	traces.	0	23.96	23.07	
83	»	Mme de F....	59	D	(42.16)	(11.2)	»	»	
84	»	M. Len......	60	D	49.82	0	34.52	28.5[illegible]	
85	»	Id.........	61	D	28 67	12.00	27.9	11 82	
86	64	Id.........	62	D	40.70	12.35	33 33	27.85	
87	»	M. Leb......	52	D	32.00	3.12	10.07	21.5[illegible]	
88	»	Id.........	53	D	34.95	5.10	37 43	50.16	
89	65	M. M........	57	D	50.16	7.99	»	»	
90	»	Id.........	58	D	67.86	8.79	34.05	36 05	
91	66	Id.........	59	D	76.80	57.00	45.44	35.64	
92	»	Id.........	60	D	78.55	25.00	»	»	
93	»	M. S........	62	P	0	0	18.70	11.75	Polyurie.
94	67	M. C........	50	D	(46.00)	(24.15)	»	»	
95	»	M. C.........	40	D	43.66	61.2	19.37	22.44	Insuccès.
96	»	Miss D.......	60	G	(48.25)	(17.82)	»	»	
97	»	Mme B.......	66	D	(50.00)	(3.00)	»	»	
98	68	M. J.........	55	D	(44.00)	(28.7)	»	»	
99	»	M. D........	49	G	(5.78)	traces.	»	»	

NUMÉROS.	PAGES.	NOM ET SEXE.	AGE.	DIAGNOSTIC.	SUCRE à l'arrivée.	SUCRE au départ.	URÉE à l'arrivée	URÉE au départ.	OBSERVATIONS.
100	68	M. H........	65	D	24.20	14.85	17.70	27.26	
101	»	M. D........	47	G	(7.75)	traces.	»	»	
102	69	M. M........	43	G	2.5[illegible]	0	»	»	
103	»	Mme E.......	46	D	(14.65)	(6.00)	»	»	
104	»	Id.........	47	D	(35.5)	(11 00)	»	»	
105	70	Id.........	48	D	(30.85)	(19.35)	»	»	
106	»	Id.........	50	D	(24.87)	(8.6[illegible])	»	»	
107	»	M. G........	55	D	21.00	0	»	»	
108	»	Id.........	56	D	69.00	10.5	»	»	
109	71	Id.........	57	D	51.3	37.05	»	»	Alb. diminuée.
110	»	Id.........	59	D	81.9	33.6	»	»	
111	»	Mme C.......	55	G	(20.6)	(20.00)	»	»	État stationnaire.
112	72	Mme B.......	50	G	6.25	0	19.06	20.06	
113	»	M. F........	54	D	5.64	4 83	44.44	35.42	
114	»	M. M........	60	D	43.96	27.6	24.03	29.5[illegible]	
115	73	M. G........	68	D	37.8	19.2	»	»	
116	»	Mme D	46	G	(4 5)	(1.0)	»	»	
117	»	Mme D.......	58	D	42.75	26.4	28.95	27.0	
118	74	Mme B.......	46	D	84.0	49.60	[illegible]3.5	30.16	
119	»	Mme P.......	50	D	83.6	0	27.37	31.27	
120	»	M. P........	45	D	50.24	0	20.14	34.15	
121	»	M. R........	62	D	70.5	24 75	»	»	
122	75	M. F........	49	D	25.5	5.80	»	»	
123	»	Id.........	50	D	15.00	9.38	»	»	
124	»	Id.........	51	D	4.14	2.31	»	»	
125	76	Id.........	52	D	6.30	traces.	»	»	
126	»	M. P........	60	G	7.7	0	»	»	
127	»	Id.........	61	G	(1.6)	0	»	»	
128	77	Id.........	62	G	(24.00)	traces.	»	»	
129	»	Id.........	63	G	18.15)	(2.5)	»	»	
130	»	M. G........	65	D	53 [illegible]0	4[illegible].7	»	»	
131	»	Id.........	66	D	(19.6)	(4.36)	»	»	
132	78	Id	67	D	(35.0)	(15 00)	»	»	
133	»	Mme R.......	50	D	37.8	2.94	3.44	35.26	
134	»	M. A........	56	D	34.8	3.96	21.51	17.51	
135	79	M. de H.....	57	D	126.20	34.20	31.14	22.50	
136	»	M. R........	45	G	1.0[illegible]	0	»	»	
137	»	M. T........	54	G	2.40	0	36.06	36.72	
138	80	M. d'E......	60	D	36.01	20.12	16.57	31.46	
139	»	Id.........	61	D	40.06	9 31	33.54	25.0[illegible]	
140	»	M. B........	48	D	18 31	8 32	»	»	
141	81	M. V........	5[illegible]	D	2.65	0	30.51	24.09	
142	82	Mme O.......	69	D	20.10	23.58	27.48	25.31	Insuccès.
143	»	Id.........	70	D	42 62	12.32	29.09	23.78	
144	»	M. B........	51	D	27.75	1.5	36.06	24.54	
145	83	M. T........	48	D	51 86	13.16	31.66	31.23	
146	»	Mme M.......	53	G	(17.00)	(2.00)	»	»	
147	»	Mme P.......	55	G	27.11	8.41	»	»	
148	84	Mme B.-B....	55	G	14 79	3.88	»	»	
149	»	M. F........	25	D	110.4	107.10	28.58	23.91	

NUMÉROS.	PAGES.	NOM ET SEXE.	AGE.	DIAGNOSTIC.	SUCRE à l'arrivée.	SUCRE au départ.	URÉE à l'arrivée	URÉE au départ.	OBSERVATIONS.
150	84	Mme C.......	45	G	(12.0)	(1.6)	»	»	
151	»	M. V........	50	D	(35.6)	(17.0)	»	»	
152	85	Id.........	51	D	64.50	4.05	31.75	23.80	
153	»	M. S........	50	D	16.66	15.14	34.92	28.00	
154	86	Id.........	51	D	58.42	30.04	39.52	26.37	
155	»	Id	52	D	94.40	66.04	45.22	27.60	
156	»	M. Ch........	48	G	(6.5)	traces.	»	»	
157	»	Mme L.......	55	D	23.66	8.83	»	»	
158	87	Id.........	56	D	62.06	35.25	»	»	
159	»	M. L.........	35	D	2.3	traces.	33.31	35.20	
160	»	Mme L.......	45	D	31.44	16.2	»	»	
161	»	Mme L.......	60	D	81.9	61.23	»	»	
162	88	Id.........	61	D	88.20	71.25	26.43	31.25	
163	»	M. M........	53	G	(3.00)	traces.	»	»	
164	»	Mme L.......	62	G	15.00	0	»	»	
165	»	Id.........	63	G	(4.45)	(0.50)	»	»	
166	»	M. V........	52	D	(54.7)	(10.1)	»	»	
167	89	M. Th.......	60	D	(28.16)	(13.39)	»	»	
168	»	M. D........	69	D	65.10	24.00	37.46	29.20	
169	»	M. S.........	46	D	19.20	4.80	21.40	25.75	
170	90	M. Ch.......	62	D	(42.5)	(1.1)	»	»	
171	»	M. L.........	69	D	25.2	10.0	»	»	
172	»	Mme R.......	66	G	17.85	3.0	»	»	
173	91	M. R........	61	G	(2.00)	(1.8)	»	»	Alb.. 1.75 : 1.50
174	»	M. Sch......	47	D	26.35	5.05	»	»	Alb.. traces: 0
175	»	Id.........	48	D	(9.83)	(9.2)	»	»	
176	92	M. Gr........	41	G	(3.35)	»	»	»	
177	»	Mme Br......	45	G	5.58	2.6	»	»	
178	»	Mme P.......	56	G	6.37	traces.	12.87	20.82	
179	»	M. D.........	67	D	22.75	17.50	»	»	
180	93	Mme R.......	68	G	3.49	traces.	»	»	
181	»	Mme J.......	42	G	2.48	traces.	»	»	
182	»	M. V........	64	D	154.00	40.00	49.66	20.70	Alb.. 0.50 : 0.75
183	94	Mme M.......	50	D	65.10	36.90	21.99	23.04	
184	»	Mme F.......	54	D	49.20	12.15	»	»	
185	95	M. B.........	60	D	16.8	10.4	»	»	
186	»	M. L.........	68	D	(31.25)	(18.0)	»	»	
187	»	Mme B.......	68	D	(18.17)	(2.8)	»	»	
188	96	M. B.-O......	49	D	9.63	traces.	»	»	
189	»	Mme G.......	42	D	64.57	47.25	»	»	

Dans ces tableaux qui résument toutes les observations, les nombres indiqués pour le sucre et l'urée représentent le chiffre total par jour. Ils diffèrent de ceux cités à chaque analyse qui ne donnent que le chiffre par litre. Les nombres placés entre parenthèse correspondent à des moyennes par litre pour les malades qui ne m'ont pas livré la totalité des urines des vingt-quatre heures.

3341-89. — Corbeil. Imprimerie Crété.

www.ingramcontent.com/pod-product-compliance
Ingram Content Group UK Ltd.
Pitfield, Milton Keynes, MK11 3LW, UK
UKHW021207220726
13924UKWH00003B/1379